AF314688

CONSIDÉRATIONS

SUR LE

TRAITEMENT RATIONNEL

DES

FIÈVRES ÉRUPTIVES ZYMOTIQUES

PAR

Jules-Michel JASIÉWICZ

DOCTEUR EN MÉDECINE DE LA FACULTÉ DE PARIS

Lauréat (médaille de bronze) des hôpitaux.

PARIS

ALPHONSE DERENNE

52, Boulevard Saint-Michel, 52

1884

CONSIDÉRATIONS

SUR LE

TRAITEMENT RATIONNEL

DES

FIÈVRES ÉRUPTIVES ZYMOTIQUES

CONSIDÉRATIONS

SUR LE

TRAITEMENT RATIONNEL

DES

FIÈVRES ÉRUPTIVES ZYMOTIQUES

PAR

Jules-Michel JASIÉWICZ

DOCTEUR EN MÉDECINE DE LA FACULTÉ DE PARIS

Lauréat (médaille de bronze) des hôpitaux.

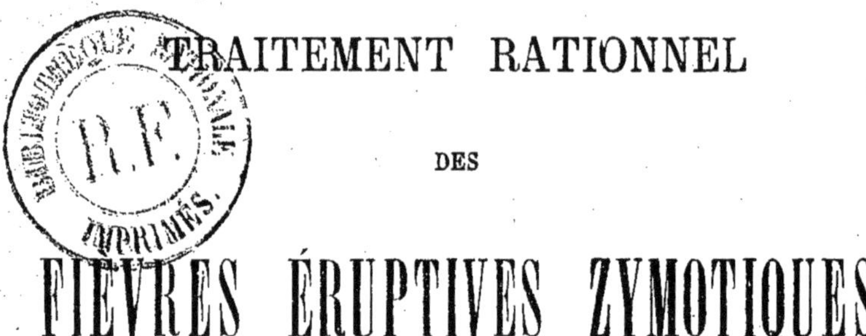

PARIS

ALPHONSE DERENNE

52, Boulevard Saint-Michel, 52

1884

CONSIDÉRATIONS

SUR LE

TRAITEMENT RATIONNEL

DES

FIÈVRES ÉRUPTIVES ZYMOTIQUES

INTRODUCTION

Il est d'usage de choisir, comme sujet de thèse, une question peu ou point connue de pathologie ou de thérapeutique. J'ai pensé qu'un travail sur le traitement des fièvres éruptives et de la fièvre typhoïde, comme des autres affections exanthématiques infectieuses, me serait plus profitable qu'une étude sur quelque nouveauté médicale, dont j'aurais réuni hâtivement les matériaux.

Rassembler dans ces quelques pages des renseignements épars dans divers écrits, indiquer la voie la plus prompte et la moins dangereuse pour arriver au soulagement, à la guérison des malades, tel a été mon but.

Pour cela, j'ai cru utile de consulter la plupart des auteurs, considérés comme classiques depuis l'antiquité jusqu'à nos jours ; je me suis rappelé les excellentes leçons de mes maîtres, j'ai enfin profité de l'expérience acquise par une pratique assidue dans les hôpitaux.

L'épidémie de typhus abdominal, qui a sévi à Paris en 1882, m'a inspiré cette étude. Alors j'ai pu comparer les nombreux traitements prescrits dans les hôpitaux. Appelé, à cette époque, à remplacer un médecin, j'ai pu contrôler directement quelques-unes de ces médications et me faire, pour ainsi dire, une opinion personnelle.

Voici la marche suivie dans cette thèse : après quelques indications sur la classification et la nature des affections zymotiques, je consacre un second chapitre à l'examen rapide des méthodes thérapeutiques recommandées pendant plusieurs siécles par les divers praticiens ; dans un troisième, je tente de montrer les avantages et les inconvénients des médications usitées ; enfin, m'inspirant des travaux de nos plus habiles cliniciens comme des expériences et des leçons de nos maîtres, dans un dernier chapitre je m'efforce de tracer le tableau du traitement que je crois rationnel de prescrire.

Ai-je réussi dans ma tâche ? Ai-je trop présumé de mes forces ?

Je m'en remets à la décision et à l'indulgente bienveillance de mes juges et maîtres.

CHAPITRE PREMIER

CLASSIFICATION ET NATURE DES FIÈVRES EXANTHÉMATIQUES INFECTIEUSES

Quelques explications préliminaires sur la *nature* et la *classification* des maladies, qui font l'objet de ce travail, me paraissent nécessaires.

Les expressions, fièvre typhoïde, fièvres éruptives, etc., employées par la plupart des auteurs, ne me semblent pas suffisamment exactes. L'aspect typhique et l'exanthème ne sont que des symptômes, pathognomoniques le plus souvent, bien qu'ils puissent parfois faire défaut. Il serait donc préférable, je crois, de désigner ces affections par un terme plus général, qui rendît compte à la fois de leur nature et de leurs principaux caractères.

Aussi, puisque ces maladies tirent toute leur gravité de l'introduction dans l'économie d'un *poison morbide* spécial, dont le processus rappelle les phénomènes de la fermentation, et qu'elles se manifestent par ces deux grands symptômes, la *fièvre* et l'*exanthème*, on pourrait les décrire sous la dénomination générique de *fièvres exanthématiques infectieuses* ou même de *fièvres exanthématiques zymotiques*, ce dernier mot indiquant le phénomène résultant de la présence de l'élément infectieux.

Ces fièvres comprennent la *variole* avec ses diverses formes spontanées (*varioloïde, varicelle*) ou provoquée (*vaccine*), la *scarlatine*, la *rougeole*, l'*érysipèle*, dont la nature infectieuse n'avait pas échappé à la sagace observation de Borsieri, et ces trois affections, semblables, selon la remarque de M. le professeur Jaccoud, par la prédominance de certaines manifestations pathologiques, mais présentant des caractères distinctifs assez tranchés pour les décrire à part : le *typhus abdominal*, le *typhus exanthématique*, le *typhus cérébro-spinal*.

L'énumération est-elle complète ? je ne le pense pas.

Ne pourrait-on pas en effet y ajouter la *diphthérie*, décrite ordinairement parmi les affections de la bouche et du pharynx ? Ne sommes-nous pas là en présence d'une maladie produite par un poison, dont la nature reste encore inconnue, mais dont les manifestations ne laissent aucun doute et nous autorisent à rapprocher la diphthérie des autres affections zymotiques ? Deux ordres de faits viennent à l'appui de cette opinion ; les uns sont tirés du processus même de la maladie ; la diphthérie est une fièvre, dont les accès sont, à une certaine période du mal, rendus moins apparents par les phénomènes d'asphyxie produisant un refroidissement général du corps ; c'est une fièvre éruptive, et l'exanthème est marqué autant par l'exsudat diphthéritique des voies respiratoires que par les éruptions cutanées, qui ne sont pas aussi exceptionnelles qu'on le croit ; c'est en outre une fièvre éruptive infectieuse, contagieuse, épidémique, zymotique, comme la scarlatine par exemple, et produite par l'introduction dans l'organisme d'un poison morbide spécial (1). D'autre

1, Voir dans le n° du 3 mars 1883 de la *Revue scientifique* l'article de M. Trouessart *sur le microbe de la diphthérie et du croup diphthéritique.*

part, la comparaison de la diphthérie avec les autres fièvres
éruptives apporte de nouvelles preuves, et, pour ne prendre qu'un exemple, si les angines et les plaies, complications malignes des affections zymotiques, aussi bien que
de la diphthérie, offrent, dans l'un et l'autre cas, l'aspect
connu sous le nom de diphthéritique, c'est que la nature
de ces maladies est la même : l'intoxication de l'organisme
par un élément morbide spécifique. C'est pourquoi, si le
symptôme particulièrement grave, mais local, du croup
diphthéritique exige l'opération immédiate de la trachéoto-
mie, celle-ci, tout en empêchant la mort par asphyxie, ne
peut pas amener la guérison. La solution favorable du
mal dépend du traitement général, traitement qui doit
s'inspirer ici, comme dans la fièvre typhoïde et les autres
affections éruptives, de l'état morbide général.

Et puisqu'il s'agit de classification, je me demande s'il
ne vaudrait pas mieux placer la *grippe*, que M. le professeur Jaccoud a dejà séparée à juste titre des affections des
voies respiratoires pour la ranger dans la classe des maladies produites par un poison tellurique, dans la même
catégorie que les fièvres zymotiques, résultant de l'introduction dans l'organisme d'un poison morbide humain.
En dehors des caractères ordinaires de la grippe, affection
si complexe, je suis amené à cette hypothèse par l'examen
de plusieurs cas intéressants observés depuis quelques
années. Chez certains malades en effet, le diagnostic grippe
avait été posé, bien qu'on constatât plutôt un ensemble de
symptômes indicateurs d'une fièvre éruptive au début.
Dans ces cas, à l'exception de deux suivis de mort par
hémorrhagie intestinale et où l'erreur paraît évidente, la

guérison rapide, après l'administration d'un éméto-cathartique et quelques légers soins, avait fait poser, malgré les signes constatés, le diagnostic de grippe ; aussi, si cette dernière affection doit conserver le rang qui lui a été assigné dans le cadre nosocomial, je suis persuadé que souvent on désigne sous le nom de grippe des *fièvres éruptives zymotiques avortées*, dont le virus n'arrive pas à son entier développement et dont les accidents disparaissent rapidement à la suite d'un régime diététique modéré et d'une purgation saline ou d'un vomitif.

Traçant l'histoire de la *pourriture d'hôpital*, autrement dite *typhus traumatique, diphthérite des plaies*, Follin élargit le cadre de cette complication maligne des plaies, dont il tend à faire une affection générale, et qui en effet présente de singulières analogies avec la diphthérie ou même avec l'érysipèle, auquel plusieurs auteurs continuent d'attribuer une origine toujours traumatique. Dans la pourriture d'hôpital, comme dans la fièvre puerpérale et l'érysipèle, nous sommes certainement en présence d'une intoxication générale de l'économie, se manifestant par certains des symptômes propres aux fièvres éruptives et offrant, comme celles-ci, les caractères d'épidémicité et de contagion, qui nous permettent de tenter un rapprochement entre le typhus traumatique et les autres fièvres zymotiques.

Des travaux récents pourraient nous porter à étendre encore cette énumération. Mais il faut se limiter dans l'hypothèse, et, dans les pages suivantes, je ne m'occuperai que de la variole, de la rougeole, de la scarlatine et de la fièvre typhoïde.

Ces maladies doivent être en effet considérées comme les types des fièvres exanthématiques infectieuses. Leur *nature* n'est plus douteuse ; c'est même pour l'avoir pressentie que tant d'illustres médecins ont tracé les sages préceptes, dont nous pouvons, encore de nos jours, tirer le plus grand profit.

En effet, une des conditions essentielles de la réussite du traitement, c'est la connaissance exacte du mal, et, autant que possible, la connaissance de la nature intime de l'affection.

Or, si nous considérons la *genèse* et l'*étiologie* des fièvres zymotiques, nous devons admettre que ces maladies sont bien le résultat de l'introduction dans l'organisme d'un *poison humain* (dont l'origine première reste à la vérité inconnue) car la maladie, écrit le professeur Jaccoud, dépourvue de spontanéité saisissable, n'est engendrée que par la *transmission de l'homme malade à l'homme sain*.

Il n'est pas besoin de rappeler les nombreuses observations, les diverses expériences qui prouvent jusqu'à l'évidence que les fièvres éruptives zymotiques sont *transmissibles et inoculables*. Les faits sont incontestables.

Mais quelle est la nature du poison ?

Les recherches des savants tendent à établir que le *contage*, (c'est-à-dire la cause matérielle, la substance organique qui, transportée d'un lieu à un autre, d'un individu à l'autre, y détermine l'apparition d'une maladie analogue ou semblable à celle à laquelle cette substance doit son origine), est constitué par des *organismes inférieurs*, animaux ou végétaux, peu importe ! Le *micrococcus* et la *bactérie* de la variole, par exemple, ne se distinguent pas, il est vrai, des organismes morbigènes des autres fièvres, nées également d'un principe morbide et présentant les phénomènes comparés à ceux de la fermentation ; je pense cependant assez volontiers que les maladies, dites zymotiques, sont en réalité le résultat de l'intoxication de l'organisme par ces êtres inférieurs, et que, si elles présentent de telles particularités, les différences dans le processus morbide dépendent aussi bien de causes internes que de causes externes, qui influent sur le développement et la multiplication de ces animalcules ou de ces végétaux.

La véritable nature de ces organismes n'est connue que d'une manière imparfaite ; la présence des innombrables microphytes et des microzoaires n'explique pas tout à fait leur spécificité pathogénique et n'indique pas pourquoi l'un de ces miasmes produit la variole, tandis que les autres déterminent la scarlatine, la fièvre typhoïde, etc. En fait, la cause paraît une, le terrain seul et les circonstances ambiantes diffèrent.

Quoi qu'il en soit, les symptômes et les complications des affections zymotiques étant constatés, le fait capital à retenir, c'est l'intoxication de l'économie tout entière, intoxication prouvée par la transmissibilité et l'inoculabilité du mal.

La connaissance de cette *cause déterminante* primordiale doit en effet diriger la médication, bien que le praticien ne néglige pas les autres influences accessoires, les *causes prédisposantes*, telles que l'encombrement, une hygiène défectueuse, un état de dépression physique et morale, etc., qui mettent l'individu en *état de réceptivité*.

Aussi la thérapeutique, s'inspirant de toutes ces conditions, doit-elle être préventive, anticausale, symptomatique c'est-à-dire avoir pour but de prévenir le mal, s'il y a lieu (prophylaxie), de tenter de détruire la cause de l'affection (médication anticausale), de modérer ou d'activer selon les cas, la marche de la fièvre éruptive (médication des symptômes). C'est ce que nous étudierons plus loin, après avoir indiqué brièvement les médications prescrites par les divers cliniciens des temps passés et de nos jours, et indiqué les avantages et les inconvénients des divers médicaments usités.

CHAPITRE II.

Tous les documents historiques prouvent que la *variole* et la *rougeole* ont été complètement inconnues des Grecs et des Latins. Ces affections paraissent n'avoir fait leur apparition que vers le VIIe siècle de notre ère ; elles n'ont été l'objet d'une description quelque peu exacte que vers le Xe. La *scarlatine* n'est pas mentionnée par les médecins arabes ; elle est signalée pour la première fois à Naples par Ingrassias, vers le milieu du XVIe siècle. En réalité, pour avoir le tableau symptomatique de ces fièvres, il faut recourir aux œuvres postérieures de Sydenham, de Morton, de Borsieri, de Rosen.

La *fièvre typhoïde,* au contraire, remonte à une époque fort lointaine ; elle a existé de tous temps ; on peut s'en convaincre par la lecture des textes les plus anciens. Cependant, avant le travail de Louis (1829), qui établit l'unité de la *fièvre continue*, le typhus abdominal était décrit sous diverses dénominations ; ses formes si nombreuses étaient considérées comme autant d'affections distinctes, bien que déjà certains médecins eussent constaté la similitude de quelques symptômes généraux.

Nous pourrions donc, à la rigueur, négliger les enseignements fournis par les médecins de l'antiquité. Ne paraît-il pas évident, à première vue, que la nature et les lésions

de la fièvre typhoïde étant inconnues, il était peut-être difficile d'instituer un traitement bien approprié ? Néanmoins
il était intéressant de consulter, parmi tant d'autres, Hippocrate et Galien, de vérifier leurs assertions sur la fièvre
continue, la fièvre ardente, la fièvre putride et de connaître
leurs indications thérapeutiques. Un tel examen est d'autant plus utile que l'influence du génie grec a duré pendant
des siècles et se fait encore sentir parmi nous. Les médecins
grecs, ayant étudié avec un soin scrupuleux l'homme en
lui-même et dans ce qui l'environne, ont établi leurs théo-
ries sur de solides fondements ; du reste ils n'étaient pas
si éloignés de la vérité ; après une longue série de siècles,
on peut encore consulter avec fruit les sages prescriptions
consignées dans des livres immortels. Le génie avait vu
juste : malgré toutes les difficultés que la science médicale
avait alors à surmonter, les médecins grecs avaient pressen-
ti le remède : le traitement de la fièvre typhoïde était basé
sur un régime approprié à l'inflammation, sur les toniques,
les bains et les réfrigérants, et l'utilité de ces derniers, que
bien des médecins considèrent comme des remèdes récents,
était loin d'avoir échappé à l'observation de ces deux
grands praticiens.

Hippocrate (1) avait posé cet axiome, digne des médita-
tions de tous les cliniciens : « *Etre utile au malade, ou
du moins ne pas nuire.* » Dans le chapitre sur le *régime
dans les maladies aiguës* (tome II) il montre l'importance
du régime dans la fièvre continue, régime qu'il fait dépen-

1. 500 ans avant J. C. — *OEuvres complètes.* — Traduction de
Littré — 1840.

dre autant du régime de vie habituel que de l'état morbide :
il ne faut rien précipiter, agir avec prudence et ne pas forcer la nature. Dans les affections aiguës, comme la fièvre
putride, l'art ne paraît pas avoir d'efficacité réelle ; toute
son utilité se borne à combattre certains accidents et à
soutenir les forces attaquées par le mal, et Hippocrate ne
craint pas d'alimenter le malade avec la décoction d'orge,
d'autant plus substantielle et nourrissante que les forces
du sujet se relèvent, avec le vin, avec l'hydromel.

Dans le chapitre, *appendice* au précédent, le médecin
de Cos est plus explicite ; traçant le tableau des accidents des fièvres continues, de la fièvre continue putride et
du *causus* ou fièvre ardente (que, d'après les symptômes
signalés, je considère plutôt comme une forme bilieuse de
la fièvre typhoïde), il ordonne une médication, applicable
encore de nos jours : purgatifs et vomitifs légers, lavements,
cataplasmes de farine de lin sur le ventre, repos au lit,
l'eau froide, les boissons vineuses et astringentes, l'hydromel, qui, lui aussi, est une boisson tonique.

La saignée, écrit Hippocrate, n'a d'utilité qu'au début
et alors seulement que l'inflammation se manifeste avec
une intensité trop grande.

En un mot, *un régime diététique modéré et l'expectation, apprécier et ménager les forces du malade*, telle est
la ligne de conduite qu'Hippocrate propose de suivre.

Six à sept cents ans plus tard, les prescriptions de
Galien (1) diffèrent peu de celles de son illustre prédéces-
seur. Dans les livres 8, 9 et 10 du tome X (*Galeni*

______

1. 131-201 ap. J. C. — *Opera omnia* — Leipzig, 1825.

methodi medendi), le médecin de Pergame recommande la saignée contre les accidents inflammatoires violents, comme une mesure exceptionnelle, les purgations, les boissons fraîches, les cataplasmes sur le ventre ; il prescrit avant tout de soutenir les forces du malade, et, en plusieurs endroits de son œuvre, il insiste sur l'utilité de l'eau froide et des bains.

Les bains, dit-il (p. 709), rafraîchissent tout le corps, raffermissent la peau, relèvent les forces. — Ils sont surtout d'une grande efficacité, écrit-il (p. 710), à la période de défervescence et même à la phase d'augment, ils produisent des sueurs, et par cela même une réfrigération totale de la peau. Car, ajoute-t-il (p. 712), toute espèce de chaleur est ennemie de la fièvre, dont les accès réclament non de la chaleur, mais du froid. A la page 647 du même tome, l'auteur insiste de nouveau sur la médication des fièvres par les lotions et la réfrigération, et, dans le tome XV, parlant de la fièvre ardente, il proclame encore l'utilité du bain et remarque qu'il n'est mort aucun des malades, auxquels il a appliqué l'eau froide en temps opportun. Dans le traitement des fièvres putrides (tome X. — p. 695), Galien a encore recours aux bains.

N'est-il pas curieux de rappeler le cas que Galien faisait de l'emploi de l'eau froide, des lotions et des bains dans la thérapeutique toujours si discutée de la fièvre continue ? Le médecin grec n'a-t-il pas en effet esquissé en ces pages la méthode thérapeutique de Curry et de Brand ?

Le moyen-âge se débattit, il faut le reconnaître, d'une façon générale, dans de vaines disputes, auxquelles, certes, la thérapeutique n'est redevable d'aucun progrès mar-

— 18 —

quant. Les médecins arabes, copistes cependant des médecins grecs, semblent avoir absolument négligé les sages ordonnances de ces derniers ; il faut arriver au xviie siècle pour acquérir des notions exactes sur les fièvres éruptives et les diverses formes de la fièvre continue.

Sydenham (1), un des premiers, suit une méthode rationnelle de traitement. Ce n'est pas à dire qu'il faille absolument laisser de côté les leçons de ses devanciers, tels que Fernel (1), Paracelse (2), Baillou (3), Van Helmont (4). Mais si je passe sans transition au médecin anglais, c'est qu'il a tracé des fièvres éruptives un tableau resté classique.

Cependant les prescriptions de cet auteur n'ont peut-être pas toute la précision désirable. Sydenham insiste, il est vrai, sur l'utilité des soins hygiéniques, sur la nécessité de soutenir les forces du sujet par la bière, le vin et le quinquina, sur le danger de trop contrarier les efforts de la nature, mais il a recours volontiers aux remèdes débilitants, comme la saignée, ou dangereux, comme les vésicatoires, l'opium. En résumé, Sydenham, tout en employant les toniques, avait foi dans certains remèdes héroïques, dans les antiphlogistiques, dont *Morton* (5) se posait en ardent adversaire, préférant la méthode dite les échauffants.

1. 1624-1689. — *Thomæ Sydenham opera omnia.* — Londini, 1854.
1. Mort en 1556.
2. 1493-1541.
3. 1538-1616.
4. 1577-1644. — *Ortus medicinæ.*
5. 1635-1698.

Le but que le médecin doit se proposer d'atteindre dans le traitement des fièvres éruptives infectieuses, *J. B. Borsieri* (1) va nous le montrer dans une œuvre magistrale. Les préceptes de ce savant maître sont admirables de précision et de clarté ; c'est avec une rigueur toute scientifique que sont tracées toutes les indications et les contre-indications. Il serait à désirer que l'ouvrage de l'éminent clinicien fût entre les mains de tous les médecins ; sauf quelques modifications dues au progrès de la science, il est à la hauteur de toutes les circonstances, tant il est vrai qu'à suivre de près la nature et à en apprécier sévèrement les manifestations si multiples et si variées, malgré la défectuosité des moyens mis à sa disposition, le véritable génie réussit à deviner, à prévoir, à saisir les causes et les effets, et en définitive à indiquer la voie, dont nul ne peut s'écarter, à moins d'errer.

Dans le tome I de son magnifique traité, Borsieri, parlant de la fièvre en général, s'exprime ainsi au sujet du traitement (p. 42) :

« Il faut prendre soin que le mouvement fébrile ne soit ni trop surexcité, ni défaillant ; modéré, l'abandonner à son cours ; immodéré, le réprimer ; s'il languit et s'il s'éteint mal à propos, le soutenir autant que le permettent l'état des forces vitales et la maladie. Tout l'effort des cliniciens consiste presque dans ce gouvernement de la fièvre.... »

Et si ce médecin, suivant la pratique de Sydenham et de Van Swieten, prescrit dans la synoque putride des

1. 1725-1785. — *Instituts de médecine pratique.* — Traduction Chauffard. — Paris, 1856.

anciens (1) les cathartiques et les antiphlogistiques, tels que la saignée, pour combattre les accidents inflammatoires ou les métastases du côté de la tête, il combat au contraire ces remèdes violents dans la fièvre lente nerveuse (2), ayant recours, à la dernière extrémité seulement, aux saignées locales, et avant tout s'efforçant de relever les forces opprimées, de les exciter par une douce stimulation et prescrivant alors le camphre comme antiseptique et calmant, les vins du Rhin, d'Autriche ou, selon le conseil de Buchan, le vin de Bordeaux comme toniques, et un régime alimentaire modéré et liquide, etc.

Si les fièvres éruptives suivent un cours régulier, Borsieri aide simplement à la nature par quelques menus moyens ; si elles présentent des manifestations graves, il emploie les cordiaux, les antiputrides (camphre), et condamne la saignée, ainsi que les vésicatoires. Les plaies consécutives à l'application de ces derniers, fait-il observer, se recouvrent de plaques gangréneuses analogues à celles qui compliquent l'angine diphthéritique. Il prescrit enfin les opiacés contre les accidents pulmonaires et nerveux, et dans tous les cas les toniques (vin, quinquina).

Citons ces lignes extraites des *Considérations générales* sur les maladies exanthématiques fébriles (paragr. 13) ; c'est le résumé de la doctrine thérapeutique de Borsieri : « Dans tout soupçon de maladie exanthématique, si la nature n'est ni trop violente, ni trop languissante, et qu'elle soit dans les bornes voulues pour amener la séparation de l'élément nuisible et

1. *Forme adynamique du typhus abdominal* (Jaccoud). — Borsieri : *Des fièvres continues continentes* — Tome I, 2° partie.
2. *Forme lente nerveuse du typhus abdominal* (Jaccoud).

du principe hétérogène, il faut attendre, rester au repos et ne pas troubler son travail. Si au contraire il y a excès, on la modérera ; si elle languit, on l'excitera. Quand la plénitude des vaisseaux, ou la cacochylie gastrique, ou toute autre cause survient, qui fasse obstacle aux mouvements de la nature, ou s'efforce de la détourner, aussitôt tout doit venir en aide. A une âcreté particulière, opposez aussitôt les médicaments appropriés, de peur qu'elle ne hâte la mort. Gardez-vous de tout ce qui est un empêchement à l'éruption, ou, lorsqu'elle est faite, de tout ce qui pourrait amener sa rétrocession, de peur que ne s'opèrent des métastases funestes,.. »

Toute réflexion affaiblirait la valeur de ces sages préceptes, dont le commentateur de Boerhave, *Stoll* (1) ne s'écarta pas beaucoup, alors que, dans la fièvre putride, dans la fièvre ardente et les fièvres éruptives, il recommandait un régime ténu, mais tonique, l'observance d'une hygiène rigoureuse, la glace, les lotions, l'air frais. « L'air frais et les lotions, écrit ce praticien au sujet du traitement de la petite vérole, dont il rapproche les manifestations de celles de la fièvre putride et de la fièvre ardente, préviennent et modèrent si bien l'ardeur, le délire, les convulsions, que personne ne le croira facilement, à moins de l'avoir expérimenté. » Favorable aux antiseptiques, aux résolutifs, Stoll conseillait également les vésicatoires, mais se montrait peu partisan de la saignée : « *Il faut avoir soin, écrivait-il, de ne pas nuire, éviter les grands remèdes et avoir recours aux plus simples.*

1. 1742-1788. — *Aphorismi de cognoscendis et curandis febribus.*

On le voit, avec Borsieri et Stoll, nous ne nous éloignons pas de la tradition hippocratique. On peut en dire presque autant de *J. P. Franck* (1), qui, basant le traitement des fièvres (2) sur l'étude attentive des causes, conseillait d'adopter, selon que l'effort de la nature est dans de justes limites ou exagéré, soit la méthode expectante, soit la méthode d'action, mais d'action ayant pour but la conservation des forces. Il suivait la même ligne de conduite dans le traitement des exanthèmes (3).

Quarin (4), médecin viennois, élève de Van Swieten, sert de transition entre le xviiiᵉ siècle et le xixᵉ. Ce médecin, qui s'est inspiré des mêmes doctrines que les auteurs précédents, jouit à la vérité d'une réputation quelque peu usurpée, car les préceptes qu'il trace sont loin d'avoir toute la précision désirable. Cependant par son ouvrage (5) nous voyons qu'il fut partisan de la médication tonique jointe aux évacuants, et en cela il imitait la conduite de F. Hoffmann, de Pringle, de Gorter, de Tralles, de Werlhoff, etc.

On avait bien encore recours alors à la saignée, mais seulement dans les cas graves par leur intensité inflammatoire. Les indications thérapeutiques de ces cliniciens nous prouvent que déjà on s'attachait à étudier de plus près les manifestations de la maladie et même à en combattre les causes. Ainsi Quarin et Pringle insistaient particulièrement

1. *De curandis hominum morbis epitome.* — Venise, 1797.
2. Livre I ; — *De curandis febribus.*
3. Livre III ; — *De curandis exanthematibus.*
4. 1733-1814.
5. *De curandis febribus et inflammationibus.*

sur l'observance des règles de l'hygiène et ils entrent même
à ce sujet dans de nombreux détails. En outre on étudiait
attentivement l'action des médicaments, et Quarin, Hoffmann, Pringle, Gorter constataient le danger de l'emploi
des opiacés. « Les opiacés, écrit Quarin, augmentent la
disposition à l'inflammation du cerveau, » et ce médecin
leur préférait le musc, le camphre.

Quoi qu'il en soit, ce qui ressort de l'étude du traitement prescrit par les médecins du dernier siècle, c'est le
mélange de la méthode antiphlogistique et de la médication
tonique. Avec le XIXᵉ siècle, nous allons voir les deux pratiques, jusqu'à cette époque à peu près confondues, s'opposer l'une à l'autre. Des auteurs, les uns, partisans de la
saignée, préconiseront avant tout les antiphlogistiques, les
autres, au contraire, tiendront pour l'emploi des toniques.
Ceux-ci devaient triompher.

Parmi les travaux du commencement de ce siècle, ceux
de *Petit* et *Serres* ont imprimé une nouvelle direction à la
thérapeutique de la fièvre continue (1). Ces auteurs n'ont
pas encore constitué l'unité des fièvres continues, mais ils
ont ouvert la voie. Grâce à l'exacte observation des phénomènes pathologiques et des lésions anatomiques, ils ont
abandonné les méthodes qui avaient pour résultat, en di-
minuant la fièvre, la déperdition des forces des sujets, et
dans l'introduction de son ouvrage, Petit s'exprime en ces
termes : « Les désordres généraux donnent l'indication
prépondérante dans le traitement, dont le but ne pouvait
être atteint plus directement et plus promptement que par

1. *Traité de la fièvre entéro-mésentérique* ; — Paris, 1813.

un *traitement tonique et excitant....* Mais les toniques doivent être administrés avec une modification telle, que l'estomac et la partie voisine du canal intestinal, toujours intacts dans la maladie, en supportent seuls l'action immédiate.... Donc il faut administrer les médicaments fortifiants sous une forme soluble, diffusible et de facile absorption... » : quinquina, alcool, acétate d'ammoniaque, potions aromatiques éthérées et fortifiées d'extrait de quina, frictions d'alcool camphré sur toute l'habitude du corps, sinapismes et vésicatoires volants.

Petit, rappelant que Valsalva (1) redoutait la saignée dans les inflammations adynamiques, se montre opposé à tous les débilitants, à la saignée, aux purgatifs trop actifs et trop prolongés, irritant l'intestin, qui a tant besoin de ménagement. Cependant, vu la nécessité de débarrasser ce canal des matières infectantes, il recommandait les lavements (de camomille et de camphre par petites parties), et afin de produire une révulsion extérieure, les frictions d'alcool camphré sur le bas-ventre (Boerhave et Van Swieten). Parlant de l'utilité des épispastiques, qui, suivant l'opinion de Stoll, favoriseraient l'expulsion des humeurs, le savant français insistait sur une application de courte durée, car, observe-t-il lui aussi, les plaies, produites à la surface du corps, peuvent se recouvrir de plaques gangréneuses, diphthéritiques. Du reste, écrivaient Petit et Serres, s'écartant en cela fort justement de leurs prédécesseurs, toute fièvre est essentiellement adynamique ; le surcroît d'activité, dû à l'inflammation, est plutôt apparent, et il

---

1. *De sedibus et de causis morborum.* — Tome II. p. 183.

faut toujours employer les toniques, et non pas les débilitants, source fréquente d'accidents mortels. Ils reconnais-
saient toutefois que le clinicien ne peut s'assujettir à une
méthode exclusive, si bonne qu'elle paraisse, et qu'il doit
prendre en considération les cas particuliers, où les saignées, mais seulement les saignées locales, produisent un
soulagement sensible et favorisent la marche normale de
la maladie.

Mais la doctrine de *Broussais* (1) vint s'opposer à celle
de Petit et Serres. A ce nom se rattache en effet la méthode
des antiphlogistiques avec toutes ses exagérations. Alors
toutes les maladies avaient pour siége le solide, et, dociles
à la voix de Broussais, un grand nombre de médecins les
attribuaient à l'irritation déterminant une inflammation
aiguë ou chronique. La diète, la saignée générale, les saignées locales, etc,. ont trouvé en Broussais et en ses élèves
des partisans absolus et convaincus pour le traitement des
pyrexies ; on employa même ces remèdes violents dans les
cas les plus simples, les plus anodins. Est-il nécessaire
d'insister sur ce système trop exclusif, par conséquent mal-
faisant, bien que dans la suite il ait rencontré un adepte
dans feu le professeur Bouillaud ? Je pus constater les mauvais effets de la saignée, ainsi pratiquée, alors que j'étais
externe dans le service du docteur Matice, à l'hôpital Bau-
jon, en 1875.

Louis (2) nous ramène à de plus saines doctrines. Cet

1. 1772-1838. — *Cours de pathologie et de thérapeutique générales.*

2. *Recherches anatomiques, pathologiques et thérapeutiques sur
la maladie, connue sous les noms de gastro-entérite,* etc. Tome II.
— 4ᵉ partie : *du traitement.* — *Paris,* 1829.

auteur, en montrant que toutes les affections, décrites sous
les noms de gastro-entérite, fièvre putride, fièvre typhoïde,
fièvre adynamique, etc., constituaient une seule entité
morbide, susceptible de revêtir diverses formes, réalisa un
progrès considérable dans l'étude de la fièvre continue,
dont il simplifia la thérapeutique. Ce médecin, après avoir
examiné les différentes médications usitées de son temps,
arrive à ces conclusions : emploi de la saignée très restreint ; utilité des toniques et surtout du sulfate de quinine
(à haute dose) incontestable ; application des révulsifs
(vésicatoires, sinapismes) dangereuse, car les plaies qu'ils
occasionnent deviennent malignes. Mais Louis, comme la
plupart des auteurs de cette époque, craint encore d'administrer les lotions froides, de faire des ablutions sur le
corps, et il réserve la question.

Graves (1), on peut le dire, est le véritable promoteur de
l'emploi du régime tonique dans le traitement des fièvres.
Son principe était de *nourrir le malade*. Dans aucune période de la fièvre, il n'est permis de laisser le mal débiliter
l'individu ; l'alimentation doit être d'autant plus forte que
le sujet est mieux, et si l'état de celui-ci ne permet pas une
nourriture solide, il faut entretenir les forces par des ali-
ments-médicaments appropriés, tels que le vin, le café, le
thé, etc. Le médecin de Dublin était aussi partisan des affusions d'eau froide, préconisées d'abord par Curry, puis
employées plus tard par Récamier, Traube, Brand, Liebermeister, etc ; mais le fait à retenir ici, c'est la nécessité de
nourrir les fièvres.

1. *Leçons de clinique médicale.* — Traduction par M. Jaccoud.
— Tome I; Paris, 1863.

Grisolle (1) laisse à la vérité le lecteur perplexe. Cet auteur semble avoir essayé toutes les méthodes ; contraire à la médication antiphlogistique exagérée (saignées générales répétées) de Botal, de Chirac, de Forget (2), de Bouillaud, il admettait la saignée modérée, telle que la pratiquaient Andral (3), Chomel (4), Rostan ; adversaire de la médication contre-stimulante par le tartre stibié de Rasori, il conseillait, comme Briquet, le sulfate de quinine, mais à la dose maxima de soixante centigrammes ; en fait, il est l'ennemi des toniques et préfère dans la majorité des cas la médication évacuante, et s'il rejette les vésicatoires et les émissions sanguines pour combattre les troubles cérébraux, recommandant la diète, l'opium, les affusions froides, il prohibe ces dernières dans les fièvres éruptives, par crainte de la disparition de l'exanthème.

Barthez et Rilliet (5) fournissent des indications déjà plus en rapport avec les idées qui ont généralement cours aujourd'hui. En général, disent ces médecins, les antiphlogistiques sont inutiles, et ils ont recours à un régime léger et tonique ; si les complications du côté du cerveau l'exigent, ils pratiquent les affusions froides.

Trousseau (6) continue par son enseignement, qui

1. *Traité élémentaire et pratique de pathologie interne.* — Tome I, Paris 1857.

2. *Traité de l'entérite folliculeuse.* — *Des fièvres.*

3. *Clinique médicale.*

4. *Clinique médicale.*

5. *Traité pratique et clinique des maladies des enfants.* — Tome III ; Paris, 1861.

6. *Clinique médicale.* — Edition du professeur Peter ; — Paris, 1873. — Tome I.

rappelle les préceptes de Borsieri et la médication de Graves, de défendre la méthode qui a pour but, en suivant de près les manifestations de la nature, l'entretien des forces des sujets terrassés par l'affection infectieuse.

« Dans les fièvres éruptives, écrit cet illustre clinicien, la médecine a rarement lieu d'intervenir énergiquement. Ces maladies ont une marche naturelle, fatale, déterminée, et ce qui est vrai pour la rougeole, pour la scarlatine, l'est encore plus pour la variole, dont les périodes sont nettement tranchées, pour ainsi dire mathématiquement limitées, suivant qu'elle est discrète ou confluente..... Lorsque les accidents cérébraux sont considérables, dans la variole comme dans la scarlatine, les bains, les affusions froides ont rendu de réels services. »

« Lorsque la dothiénentérie suit une marche régulière, écrit-il dans une autre chapitre, lorsque des accidents ou des complications particulières ne viennent pas réclamer une médication énergique, toute ma thérapeutique se borne à prescrire de l'infusion de camomille ou des boissons acidulées.... C'est qu'en effet l'intervention de l'art est généralement inutile dans les fièvres éruptives, avec lesquelles la dothiénentérie présente de si frappantes analogies. Leur marche est bien peu susceptible d'être modifiée par les moyens que la médecine tient à sa disposition. Lorsque les cas sont légers, la guérison arrive d'elle-même, et un médecin sage doit se garder de troubler les efforts de la nature par une médication intempestive ; mais aussi lorsque les cas sont graves, la maladie est souvent fatale dans son développement, et bien que, dans quelques circonstances, notre intervention soit d'une réelle utilité, circonstances heureuses qui se rencontrent plus fréquemment pour la scarlatine et pour la rougeole que pour la variole et la do-thiénentérie, le plus ordinairement nous sommes forcés de subir ce que nous ue pouvons empêcher et de reconnaître notre impuissance. »

Malgré cet aveu d'impuissance dans un grand nombre de cas, Trousseau ne restait pas inactif et se montrait partisan des affusions froides et du régime tonique ; avec Graves, il insistait sur la nécessité de nourrir les fièvres.

Telles du reste étaient les idées de mon très regretté maître, le professeur *Gubler*, qui résumait ainsi, en 1876, dans sa brochure *sur le rôle de la thérapeutique selon la science*, son opinion sur le traitement des fièvres érup-tives :

« L'affection est-elle bénigne de sa nature, légère quant à ses manifestations, et tend-elle vers la guérison sponta-née : toute médicamentation serait superflue et pourrait devenir nuisible. En pareil cas, le clinicien n'a rien de mieux à faire que de placer le sujet dans des conditions hygiéniques favorables et d'assister, spectateur inactif bien qu'attentif, à l'évolution naturelle et régulière des phéno-mènes pathologiques. Le repos, la diète, une douce tem-pérature avec quelques menus moyens : voilà ce qu'il faut pour les fièvres éruptives exemptes de complications... Ces prescriptions deviennent insuffisantes, quand la maladie, dont les progrès sont inévitables et la marche fatale, doit durer assez longtemps pour épuiser les forces et compro-mettre l'existence. Alors à défaut d'une alimentation répa-ratrice et d'une nutrition activée, on doit s'appliquer à soutenir les forces par des toniques.... et les boissons spi-

rituenses, l'alcool, le vin, rendent sous ce rapport des services considérables. »

Terminons ici ce résumé par une brève mention des
travaux de M. le professeur Jaccoud (1), dont les prescriptions nous ont le plus inspiré dans la suite de ce travail. M. Jaccoud, en effet, partisan des toniques et des
affusions froides, nous semble, parmi les auteurs classiques, avoir le mieux tracé les indications et les contre-indications du traitement, suivant la voie ouverte par Borsieri, Petit, Graves, Trousseau, etc. Toujours active et
prête à parer à tout accident, sans manquer de la prudence
nécessaire, la médication prescrite par M. le professeur
Jaccoud, me paraît le plus en rapport avec l'étude des faits,
et comme telle la plus propre à prévenir les complications,
à calmer les troubles survenus, et, s'appliquant à suivre
pas à pas les manifestations de la maladie, la mieux faite
pour amener le soulagement du mal, qui arrive à sa solution, sans que le sujet atteint ait été épuisé. Simple et efficace, la thérapeutique conseillée par M. Jaccoud est
utile, et dans aucun cas ne peut être nuisible.

J'aurais pu à la rigueur supprimer cet historique de
doctrines thérapeutiques, mais il m'a semblé intéressant
de revoir les méthodes recommandées par les auteurs depuis
plus de deux siècles, et pour asseoir mon jugement d'une
façon à peu près définitive il ne m'a pas paru non plus
inutile de consulter les écrits de la plupart des auteurs,
qui ont parlé du traitement des fièvres éruptives et de la

1. *Traité de pathologie interne*, tome III, 1883. — *Clinique médicale de l'hôpital Lariboisière* (1872). — *De la Médication lac-
tée*, etc.

fièvre typhoïde (1). M'étant ainsi rendu compte des diverses doctrines et des indications auxquelles ont obéi d'illustres médecins, il me sera facile de discuter le traitement des fièvres éruptives zymotiques, de montrer les avantages et les inconvénients des médications prescrites, enfin de me rallier à la méthode qui paraît le plus en rapport avec l'étude scrupuleuse des phénomènes pathologiques, et, le moment de l'action venu, d'agir non pas au hasard, mais en parfaite connaissance de cause.

1. Outre les ouvrages déjà indiqués et les œuvres signalées plus loin, j'ai consulté les écrits suivants :

RIVERIUS : *Methodus curandarum febrium.* — ACKERMANN : *De construendis, cognoscendis et curandis febribus epitome.* — HEURTELOUP : *De la nature des fièvres et de la meilleure manière de les traiter.* — MONNERET ET FLEURY : *Compendium de médecine.* — ROUX : *De la rougeole* — DELARROQUE : *Traité de la fièvre typhoïde* — CHAUFFARD : *Traitement de la variole confluente (Gazette des hôpitaux* 1870). — BROUARDEL : *Rougeole.* — (*Gazette des hôpitaux.* — 1874). — BÉHIER : *De la fièvre typhoïde à forme thoracique et de son traitement (Archives générales de médecine* — 1857). — DE BEAUFORT : *Pathogénie et traitement rationnel des affections typhiques (Bulletin de thérapeutique* — 1868). — *Dictionnaire encyclopédique des sciences médicales* : 4e série ; Tome II : fièvre ; fièvres.

CHAPITRE III

EXAMEN CRITIQUE DES MÉTHODES DE TRAITEMENT DANS LES FIÈVRES EXANTHÉMATIQUES INFECTIEUSES.

La division des médicaments admise dans ce chapitre est loin d'offrir toute la précision voulue. Tel remède, je ne l'ignore pas, rangé parmi les antiphlogistiques, ou les évacuants, ou les toniques, etc. peut jouir d'une autre action, et parfois même posséder des propriétés multiples, comme nous le verrons pour l'alcool et les affusions d'eau froide. Mais une précision absolue étant, sinon impossible, du moins fort difficile, j'ai adopté la classification suivante pour la facilité, la clarté de la discussion.

Les fièvres éruptives zymotiques, par leurs symptômes comme par leur nature et leurs complications, ont donné lieu à l'emploi isolé ou simultané des *antiphlogistiques*, qui ont pour but de combattre l'élément chaleur, des *révulsifs* et des *diaphorétiques*, qui ont pour résultat de faciliter la sortie de l'exanthème et d'empêcher les énanthèmes ou les métastases du côté des viscères, des *antiputrides* dirigés contre la cause primordiale de l'affection et qui agissent comme antizymotiques et antiphlogistiques, des *évacuants* destinés à déterger les voies digestives, des *toniques* utiles contre l'adynamie, l'ataxie, des *calmants* ordonnés contre les accidents pulmonaires ou nerveux, etc.

Étudions donc successivement ces diverses classes de médicaments.

1° *Antiphlogistiques*

Le premier phénomène, qui ait attiré l'attention des observateurs, est la chaleur immodérée du corps, autrement dite la fièvre. Soit qu'on essaye de diminuer directement ce prétendu surcroît d'activité de l'organisme, soit que, remontant à la source du mal, on veuille faire disparaître l'élément infectieux, on a recours à la *médication antiphlogistique*, qui a pour but la diminution, la disparition de la fièvre. A priori nous pouvons déjà admettre que cette méthode sera préférable qui, en amenant la destruction de l'élément morbigène, produira l'abaissement de la chaleur.

Les antiphlogistiques, prescrits isolément ou combinés à une autre médication, ont toujours joui d'une grande vogue, puisque la théorie réclamait un abaissement de la température pour amener la cessation des accidents graves. Cette méthode consiste surtout dans l'usage des saignées générales ou locales, et de l'abstinence plus ou moins prolongée des aliments ; tels étaient du moins les principaux moyens adoptés pour combattre l'inflammation. Une telle médication compta Broussais, Bouillaud, etc., parmi ses partisans les plus absolus, et, parmi ceux qu'animait une prudente réserve, Hippocrate, Galien, Sydenham, Quarin, Louis, Andral, Grisolle, etc.

Mais le traitement antiphlogistique comporte d'autres

ressources , par exemple les boissons aqueuses, acidules, les bains, les affusions froides, l'alcool, l'acide phénique, etc. Les bains et les affusions froides, déjà recommandés par Galien, ont rallié les suffrages d'un très grand nombre de cliniciens : Curry, Graves, Trousseau, Brand, Jaccoud, etc.

La *saignée* (1), il n'y a pas à le nier, a rendu de réels services, même dans les fièvres putrides, mais ce n'est pas l'intensité de la fièvre qui doit fournir l'indication de ce remède violent. Plus la fièvre est forte, plus elle tend à amener la faiblesse du malade, et plus la saignée est contre-indiquée, car elle ne peut qu'augmenter le désordre des forces. La saignée peut être urgente chez ces malades seuls qui sont en proie à de graves accidents inflammatoires locaux ou généraux et qui sont doués d'un fort tempérament sanguin. Or, cette indication se présente rarement dans les fièvres éruptives, et la saignée, réclamée jadis par la doctrine et peut-être aussi par la constitution des individus, doit être reléguée maintenant parmi les moyens exceptionnels. Les sujets sont déjà assez débilités par les atteintes du mal infectieux, sans que la médication, augmentant la déperdition des forces, vienne mettre un nouvel obstacle à la lutte de l'organisme contre l'élément morbide.

Il faut en dire autant de la *diète* rigoureuse. Les belles leçons de Graves et de Trousseau, les sages indications de Stoll, de Petit et Serres, pour ne citer que ceux-là, ont

1. Dictionnaire encyclopédique des sciences médicales : 3e série, tome VI.

démontré surabondamment la nécessité de nourrir les malades, afin de leur permettre de résister à l'action débilitante de la fièvre ; et à la diète, à la saignée, *médication antiphlogistique et spoliatrice*, on a substitué avec avantage la *médication tonique et réparatrice*.

De la méthode antiphlogistique, on peut conserver les *boissons* aqueuses, fraîches, acidulées, employées avec une certaine modération, selon le précepte de Graves, et surtout les *lavements* (1) et les *bains* (2), sur lesquels nous reviendrons dans un autre paragraphe, car ces divers remèdes, appelés *délayants*, ont pour effets généraux de calmer la soif, la chaleur et la fièvre, et de faciliter toutes les évacuations, particulièrement celles de l'urine et de la sueur ; ce qu'il faut avant tout préconiser, ce sont les *lotions* (3), les *affusions* (4) *froides* d'eau vinaigrée (5), qui modèrent la fièvre, stimulent les diverses fonctions, facilitent la sortie des exanthèmes.

Ces affusions presque froides, nous le verrons plus loin, constituent en outre un excellent antispasmodique, propre à calmer les accidents nerveux ; un usage fréquent en a prouvé les incontestables avantages ; il est seulement à souhaiter que la pratique s'en étende hardiment dans la

---

1. *Dictionnaire encyclopédique des sciences médicales* : 2ᵉ série, ome II.

2. *Ibid.* 1ʳ· série, tome VIII.

3. *Ibid.* 2· série, tome III.

4. *Ibid.* 1ʳ· série, tome II. — Voir aussi l'article *réfrigérants*, tome III, 3· série.

5. Voir aussi l'article de M. Bucquoy dans le *Bulletin de thérapeutique* (1866) : affusions froides.

clientèle, où l'on se prive trop souvent, sans raison, de cette admirable ressource.

Parmi les antiphlogistiques, la *digitale* (1), cet opium du cœur (Bouillaud), ce quinquina du cœur (Beau), est un des plus puissants moyens dont nous disposons. Les propriétés vénéneuses de cette substance et son action d'arrêt sur le viscère cardiaque, qui si souvent, dans les affections infectieuses, occasionne la mort par syncope par suite de la cessation de ses mouvements, imposent une certaine réserve aux praticiens.

Puissant *hydragogue*, la digitale trouve son indication dans les hydropisies, dans l'anasarque de la scarlatine par exemple ; ce peut être alors, mais à très faibles doses, un excellent adjuvant à la médication par le lait.

Mais quelle est l'action de la digitale dans les fièvres ? M. Debove, dans sa thèse d'agrégation (2), pose cette conclusion : « l'action physiologique de la digitale peut devenir la base de notre thérapeutique dans le traitement des maladies fébriles, mais elle ne peut la régler. » Ce médicament diminue en effet le nombre des battements du cœur, abaisse la température, augmente la sécrétion urinaire. Wunderlich recommandait la digitale dans la fièvre typhoïde comme antipyrétique ; Hankel, Hirtz, Coblentz, Violland, etc., ont montré ou que cette substance prolonge la maladie ou qu'elle n'a pas d'action réelle sur son évolution (3).

1. *De l'emploi de la digitale comme agent antipyrétique.* — Coblentz.

2. *L'action physiologique des médicaments peut-elle devenir la règle de leur emploi thérapeutique ?* — Paris, 1875.

3. — Traité de thérapeutique et de matière médicale par Trousseau et Pidoux. — Edition C. Paul ; Paris, 1877.

J'ai pu apprécier les avantages de la digitale dans le traitement des affections aiguës du poumon (pneumonie, pleurésie) et du cœur (péricardite), mais j'ai eu aussi l'occasion de la voir ordonner, pour ainsi dire exclusivement, à de jeunes garçons, atteints de la rougeole ou de la scarlatine : la durée de la maladie ne fut pas modifiée ; il n'y eut pas d'accident, et la fièvre, après deux ou trois jours d'emploi, était évidemment moindre.

Le professeur Jaccoud prescrit ce médicament dans la variole contre l'intensité trop vive des phénomènes fébriles ; le docteur Lewis (1) recommande de prescrire la digitale (infusion de feuilles) et d'en continuer l'emploi jusque dans le cours de la troisième semaine de la scarlatine. En combinant cette médication avec les onctions d'huile sur tout le corps répétées deux ou trois fois par jour jusqu'à cessation de la desquamation, et avec le régime lacté, le Dr Lewis n'a pas perdu un seul des 150 malades, atteints par la scarlatine, qu'il a soumis à ce traitement,

Malgré ces beaux résultats, les notions que nous possédons sur les dangers de l'emploi prolongé de la digitale ne nous autorisent pas à une pratique aussi exclusive. La digitale peut être un excellent adjuvant à l'eau froide et à l'alcool, mais son emploi doit être de courte durée : deux, trois, quatre jours au plus, quand il s'agit de combattre l'intensité violente de la fièvre.

L'eau froide et l'alcool doivent constituer la base du traitement antipyrétique, et, lorsque l'indication sera pres-

1. — Revue de Thérapeutique médico-chirurgicale ; — Gazette des Hôpitaux, 14 octobre 1882. —

Jasiéwicz

sante, on pourra leur adjoindre soit la digitale, soit le sulfate de quinine, dont il sera question plus loin.

2ᵉ Révulsifs. — Diaphorétiques.

L'éruption des macules varioliques, par exemple, tarde-t-elle à se manifester ? Aussitôt, loin de s'amender, les accidents généraux de la première période redoublent d'intensité, de gravité. Alors il est urgent de recourir aux *révulsifs* ou aux *diaphorétiques*, qui facilitent l'apparition de l'exanthème.

L'alcool, les affusions d'eau froide vinaigrée, les vomitifs sont des diaphorétiques et des révulsifs, et ces excellents moyens suffisent dans la plupart des cas pour favoriser la manifestation des phénomènes naturels.

Autrefois on employait d'autres sudorifiques, usités encore comme adjuvants aux médicaments précédents ou employés seuls dans les cas bénins. Les *aromatiques, la bardane, la bourrache, le sureau, l'acétate d'ammoniaque,* etc., sublances diaphorétiques et excitantes, sont inoffensifs ; il faut cependant en user avec modération, de peur d'amener une excitation un peu vive, une transpiration trop abondante, quand les cas légers ne réclament qu'une simple direction des efforts de la nature. Enfin il est nécessaire de ne pas surcharger les malades de boissons, de médicaments.

On peut ajouter à cette nomenclature le *jaborandi*, et surtout son alcaloïde, le *chlorhydrate de pilocarpine* (1),

1. V. P. Dumas ; thèse de Paris, 1875.

qui produit une abondante diaphorèse avec un volume très faible de remède. Les effets sialagogues et sudorifiques, le degré de parfaite innocuité de la pilocarpine en font un médicament précieux, pouvant remplacer avantageusement les boissons chaudes destinées à favoriser la transpiration.

Les affusions froides toutefois constituent encore la meilleure ressource pour favoriser les manifestations cutanées des fièvres éruptives.

Ces affusions, de même que l'alcool et les vomitifs, dont nous parlerons plus longuement, sont aussi de puissants révulsifs, propres à combattre et à calmer les troubles du système cérébro-spinal ou des voies respiratoires et circulatoires. Leur emploi est préférable à celui des *vésicatoires*, d'un si fréquent usage autrefois, mais que de nombreux cliniciens (Borsieri, Petit et Serres, Louis, Trousseau, etc.) ont condamnés ; les vésicatoires en effet produisent des plaies, qui trop fréquemment se recouvrent de plaques diphthéritiques.

Si l'indication était plus spéciale, s'il s'agissait de quelque perturbation de l'appareil de la respiration, aux vésicatoires on peut substituer avec avantage les *ventouses sèches* (Jaccoud, Béhier), appliquées en grand nombre, à plusieurs reprises, s'il est besoin, sur toute la surface de la poitrine. Trousseau recommandait aussi la *teinture d'iode* ; les ventouses me paraissent avoir une action plus immédiate, plus puissante.

Mais il est rare que les affusions froides, jointes à un vomitif, s'il y a lieu, et aux potions alcooliques, ne produisent pas l'effet révulsif et diaphorétique cherché.

3° *Antiputrides.*

Chercher à diminuer la fièvre par l'abaissement de la
température, favoriser les manifestations cutanées et tenter
de s'opposer aux troubles généraux ou de les calmer, c'é-
tait là en fait de la thérapeutique symptomatique ; or la
théorie et la logique indiquaient de combattre le mal dans
sa source, de façon à arrêter toutes les manifestations malignes. Et soit qu'on cherchât à faire avorter le mal, soit
qu'on essayât d'en arrêter le processus, ou bien encore de
rendre les symptômes moins graves en mettant obstacle à la
multiplication des organismes inférieurs, cause de tous les
troubles, on a eu recours aux *antiputrides*, aux *antisepti-*
ques. Le mal étant spécifique, il semblait qu'une médication
spécifique anticausale dût être suivie des résultats les plus
merveilleux.

Peut-on d'abord faire avorter l'affection, lorsque l'organisme s'est laissé pénétrer par l'élément morbigène ? Oui,
puis-je répondre, mais dans de rares circonstances, que
nous indiquerons plus loin.

Peut-on arrêter le processus de l'affection déjà déclarée
et bien apparente par le cortège des symptômes qui lui sont
propres ? La réponse est ici plus difficile à faire. Si l'on
disposait d'un remède spécifique tel qu'il pût détruire tous
les microbes, source du mal, sans danger pour le malade,
la réponse pourrait être affirmative. Mais il est loin d'en
être ainsi ; nous le verrons bientôt. A vrai dire, je ne
pense pas qu'on puisse faire rétrocéder la maladie : une
fois l'économie envahie par le poison morbide spécial, si

celui-ci n'a pas été neutralisé dès le moment de sa pénétration, il faut qu'il parcoure toutes les diverses phases de
son développement et que la maladie suive son cours fatal,
mathématiquement déterminé. Je ne connais aucun fait de
rétrocession, et tous nos grands cliniciens sont d'avis de ne
pas contrarier les efforts de la nature, dont il faut seulement modérer ou activer les manifestations selon les cas
qui se présentent à l'observation du médecin.

Abortive dans de rares, fort rares occasions, la médication anticausale ne peut pas arrêter la marche du mal ;
mais peut-elle diminuer la gravité des accidents ? La réponse n'est pas douteuse : par certains moyens appropriés
on peut empêcher le poison morbide de faire de plus grands
ravages dans l'économie, on peut mettre celle-ci dans des
conditions telles qu'elle puisse soutenir avantageusement
la lutte, on peut surtout s'opposer aux complications, et
la médication antiputride, exclusive ou aidée de quelque
autre moyen, qui agira de la sorte sera celle à laquelle le
médecin devra avoir recours.

Voyons donc les divers médicaments conseillés comme
antiputrides ; les uns, comme le *camphre* et l'*acide sulfurique*, sont déjà d'un usage fort ancien ; les autres,
comme l'*acide phénique* et l'*acide salicylique* ne sont en-
trés dans la thérapeutique que dans ces dernières années.
On a aussi employé d'autres *acides minéraux* et *végétaux*,
(et ces derniers, comme l'acide citrique, l'emportent sur
les premiers, ne serait-ce que par leur innocuité), les astringents, les toniques, les stimulants, même les évacuants.
Nous étudierons plus spécialement dans ce paragraphe les

antiseptiques proprement dits, renvoyant à d'autres paragraphes l'examen des toniques et des évacuants.

Le *Camphre*, déjà conseillé au siècle dernier comme
antiputride et antispasmodique, a été présenté comme une
panacée (Raspail). C'est un antispasmodique, il est vrai,
un stimulant diffusible, un diaphorétique et un antiputride.
Mais son emploi interne n'est pas à l'abri de tout danger.
Il faut l'ordonner à faible dose et son usage ne doit pas
être prolongé. C'est à mon avis un médicament préférable à
l'acide phénique, mais qui cède le pas à l'alcool.

La vogue de *l'acide phénique* semble moindre, depuis
que les travaux et les expériences se sont multipliés. Quelques médecins croient encore aux vertus de cette substance
qu'on prescrit comme antithermique et antiputride ; pour
eux, l'acide phénique serait le spécifique de la fièvre typhoïde. Certes, on est bien loin de la vérité, car même
l'emploi de cet acide, comme désinfectant des habitations,
est contesté. Dans tous les cas, l'acide phénique constitue
un remède des plus dangereux.

M. *Desplats*, de Lille, le premier, je pense, a ordonné
l'acide phénique dans la fièvre typhoïde, comme antipyrétique, à doses massives et répétées. Les conclusions de
cet auteur, de même que celles de son élève, le docteur
Van Oye, sont favorables à cette médication ; M. *Claudot*,
médecin-major, s'en montre satisfait, et le docteur *Huchard*
l'a prescrit avec quelque succès, mais à doses plus modérées, dans son service de l'hôpital Tenon.

Sans doute l'acide phénique est un antipyrétique et
peut amener rapidement un abaissement de la température
du corps ; les expériences physiologiques l'ont prouvé

depuis longtemps. Sans doute aussi il est un violent poison pour les végétaux et les animaux inférieurs, mais il ne faut pas oublier que, s'il arrête et prévient les fermentations, il n'est pas moins redoutable pour les animaux supérieurs. L'acide phénique attaque vivement la peau et les muqueuses, coagule l'albumine avec rapidité, et, pour cela, la dose n'a pas besoin d'être bien élevée, car, avec un gramme même, on a constaté des accidents.

Aussi, malgré l'abaissement de température produit sous l'influence de ce médicament, et bien qu'il fasse disparaître l'odeur nauséabonde que répandent les malades atteints de variole, je suis tout à fait opposé à son emploi, comme antiphlogistique ou antithermique. La science ne possède-t-elle donc pas d'autres remèdes, aussi, sinon plus puissants, l'alcool, les affusions froides ?

Je ne suis pas plus d'avis de l'ordonner comme antiputride, et le professeur *Gubler* en a, avec une grande justesse d'expression, formulé le motif. Mon savant maître, après avoir constaté l'efficacité des agents antiseptiques, toutes les fois qu'il s'agit de frapper d'inertie les produits putrides fournis par des plaies de mauvaise nature ou retenus dans l'intérieur de cavités, où l'agent toxique peut agir directement et sur place, déclare avec raison la médication impuissante vis à vis des causes spécifiques, dès que l'élément infectieux a été absorbé et a pénétré dans l'intimité des tissus.

« L'acide phénique, écrivait Gubler (1), n'a jamais détruit dans le sang en circulation les matières septiques ou

1. *Du rôle de la thérapeutique selon la science.* — Paris, 1875.

virulentes des maladies miasmatiques et contagieuses. J'a-
joute que le fait est irréalisable pour cette excellente raison :
qu'un agent chimique capable de faire périr un être créé,
microzoaire ou microphyte, ou même d'éteindre la vie
plus obscure des organites rudimentaires et de la matière
hémi-organisée, un pareil agent aurait également la puissance d'anéantir les fonctions et de suspendre la vie dans
ces organismes si délicats et si impressionnables qu'on
appelle des globules sanguins. Une maladie artificielle et
la mort pourraient donc être la conséquence de tentatives
imprudentes, dirigées par de trompeuses indications. Sup-
posons, par exemple, qu'on fasse choix de l'acide carbo-
lique pour combattre dans le système tout entier le poison
de la petite vérole ou de la fièvre typhoïde ; comme cet
acide ne manifeste son pouvoir toxique sur les organismes
inférieurs qu'à la condition de n'être pas dilué dans plus
de trois cents fois son poids d'eau, il est clair que, pour
ne pas être illusoire, la dose du médicament antiseptique,
présente à un moment donné dans les six kilogrammes de
sang en circulation chez un adulte, ne devra pas être infé-
rieure à trente grammes. Eh ! bien, l'expérience prouve
qu'une pareille masse d'acide phénique serait sûrement
mortelle, puisqu'une quantité moindre, et qui n'avait pu
parvenir que par fractions dans l'appareil circulatoire, a
pu devenir fatale. »

C'est là un fait incontestable. Aussi je suis étonné que
M. le Dr *Bouchut* (1) recommande dans la variole, la rougeole, la scarlatine, la diphthérie, le typhus, etc., l'usage

1. *Pathologie générale.* — Paris, 1882.

interne de l'acide phénique comme antiseptique capable de neutraliser l'action nuisible des microbes et des bactéries du sang, médication excellente, écrit cet auteur, car elle repose sur un principe vrai d'étiologie, le parasitisme morbide.

La théorie en effet peut être bonne, mais les faits sont loin d'avoir répondu à l'attente des cliniciens, et, bien que rationnel, ce médicament doit être rigoureusement proscrit.

Du reste la pratique de ces dernières années a anéanti la théorie. Les partisans de l'acide phénique l'ont peu à peu abandonné : M. *Siredey* ne donne plus les lavements phéniqués que pour modifier la fétidité des selles, et aussitôt après il ordonne un grand lavement simple pour provoquer l'évacuation du poison avant son absorption. Dans ce cas même, les lavements de camomille et de camphre par petites parties (Petit et Serres) seraient préférables. MM. *Beaumetz, Damaschino, Gérin-Rose* agissent comme le Dr Siredey. Cela se conçoit, car l'acide phénique est un poison redoutable, et si cette substance abaisse notablement la température, il ne faut pas oublier qu'elle ne modifie en rien la marche de la maladie. J'ai eu entre les mains un certain nombre d'observations prises dans le service de M. Raymond (1), qui prouvent ce fait.

Le docteur *Laure*, de Lyon, a fait quelques recherches à l'hôpital de la Croix-Rousse pendant l'été de 1881 : il a employé les lavements phéniqués concurremment avec les toniques, et sur dix-neuf malades, quatre seulement n'ont

1. Hôpital Tenon, 1882.

pas présenté de symptômes d'intoxication (1), et **M.** *Cénas*, interne du service, conclut : « indications de l'acide phénique restreintes, emploi parfois dangereux, résultat très contestable ; la comparaison avec la méthode des bains froids employée pendant la même épidémie pour trente autres malades est à l'avantage de cette dernière. »

Les conclusions du docteur *Glénard*, ainsi que je l'ai lu dans la *Revue scientifique*, ne sont pas différentes, et ce praticien, comme la majorité des médecins de Lyon, après une longue expérience, se montre partisan de la méthode des bains froids si recommandée par Brand (2).

Enfin, pour achever le procès de ce médicament, rappelons les cas de mort subite qui lui sont attribués (Prœtorius, Kottmeier), la fréquence des complications pulmonaires (Dreyfus Brissac) et des accidents de collapsus, sans parler des dispositions individuelles, en vertu desquelles des doses parfois nulles sont très mal supportées.

L'acide salicylique (3) est un antiputride, un antifermentescible, mais aussi un irritant des voies digestives. Employé dans la fièvre typhoïde, il diminue la température, mais agit lentement et peut amener le collapsus (Hénocque). Le *salicylate de soude* est également considéré comme un antipyrétique, mais les chiffres des statistiques, écrit **M.** *Hénocque*, sont peu avantageux.

C'est depuis 1875 qu'on emploie ce sel dans les fièvres

1. Observations publiées par M. Cénas dans le Lyon médical. —
2. Compte-rendu de l'Académie de Médecine, séance du 9 janvier 1883. —
3. *Dictionnaire encyclopédique des sciences médicales*, 3ᵉ série. Tome VI.

essentielles comme antiputride, puis comme antizymotique, mais les opinions des auteurs sont fort variables sur l'efficacité réelle de ce médicament.

Le salicylate de soude, prétend *Riess*, abaisse la température ; — il diminue la sensibilité générale, produit de la stupeur, de la titubation, de l'ataxie dans les mouvements, de la surdité (Laborde), de la dyspnée, l'arrêt des mouvements respiratoires, des convulsions générales suivies de mort, aucun abaissement notable de la température, aucune modification du pouls, est une cause de délire chez les fébricitants (G. Sée), n'agit pas sur la calorification (Feser, Friedeberg, Riesel), et, à doses modérées, suscite des nausées, de la salivation, des vomissements, de la diarrhée et n'a aucune action sur la température (Paulin Lahalle) (1), produit facilement des accidents cérébraux graves (Huber) (2), car le salicylate de soude agit en paralysant les nerfs vaso-moteurs de la face et de l'intérieur du crâne et en produisant des congestions de ces organes. J'ajoute que les expériences de M. *Lépine* (3), dont je fus témoin, ne donnèrent aucun résultat probant : le salicylate de soude fut administré à la dose de quatre à six grammes par jour dans une potion alcoolique, à des malades affectés de fièvre typhoïde, et à peine si on nota un léger abaissement de la température. Deux ans plus tard (4), je le vis employer chez des individus atteints de rhumatisme aigu et

1. Thèse de Nancy, 1878.
2. *Des accidents cérébraux consécutifs à l'administration du salicylate de soude.* — Thèse de Paris, 1879.
3. Hôpital Beaujon. 1875.
4. Hôpital Saint-Louis, 1877. — Service de M. Hillairet.

.chez des typhiques : son administration fut suivie deux fois de complications cérébrales, et, dans presque tous les cas, il y eut de l'intolérance du côté des voies digestives. Enfin je n'ai jamais constaté, les années suivantes, que la durée de la maladie fût diminuée en quoi que ce soit sous l'influence de cette substance.

Bref, le salicylate de soude est un médicament qu'il faut manier avec prudence ; dans les fièvres exanthématiques, son action, comme antipyrétique, est peu marquée ; comme antiputride, elle peut devenir nuisible, vu les doses exagérées qu'il serait nécessaire de prescrire pour atteindre au but, et le remède n'a pas d'influence sensible sur la durée de l'affection.

Je n'ignore pas que M. le professeur *Vulpian* (1) a employé l'acide salicylique en poudre, jusqu'à la dose de six à sept grammes par jour, en prenant toutes les précautions voulues pour que le médicament fût bien toléré. Mais si ce savant médecin n'a observé ni dyspnée, ni hémorrhagie, il a cependant constaté du délire, et s'il s'est produit un abaissement assez persistant de la température et une modification assez favorable de l'état général, la durée de la maladie n'a pas paru sensiblement diminuée. De tels résultats, alors que nous possédons d'autres ressources plus actives, engagent-ils à suivre une pareille pratique ? Je ne le pense pas, et même je suis loin de conseiller l'acide salicylique comme prophylactique, devant empêcher l'invasion du poison typhique.

M. Vulpian a expérimenté encore, dans le traitement de

1. Communication à l'Académie de médecine, 1882.

la fièvre typhoïde, divers médicaments antiseptiques ; mais l'*iodoforme*, l'*acide borique* jusqu'à douze grammes par jour, le *phénate de soude* jusqu'à neuf grammes, n'ont produit aucun résultat satisfaisant. Le *salicylate de bismuth*, jusqu'à douze grammes par jour, a abaissé la température ; les selles ont été désinfectées, l'amélioration, paraît-il, a été générale ; mais l'absorption du remède a provoqué de la dyspnée, des hémorrhagies nasales et intestinales.

Le docteur *Sorel* a vanté l'emploi simultané du *sulfate de quinine* et du *salicylate de soude*, médication à laquelle M. *Hallopeau* (1) a joint le *calomel* et dont il a obtenu de bons résultats. Mais rappelons qu'en même temps ce savant a prescrit des lotions froides sur le ventre et les lavements froids, la digitale dans les formes ataxiques et a fait usage des toniques. Simultanément il a fait administrer des lavements phéniqués. Dans de pareilles conditions, il est difficile d'attribuer le succès à tel ou tel médicament, car dans cette médication complexe, quel agent s'est montré le plus actif ? Il est probable que les lotions, les toniques, le sulfate de quinine et les lavements eussent amené, sinon de meilleurs, au moins les mêmes résultats.

Ainsi les expériences n'apportent aucune preuve en faveur de l'acide phénique ou de l'acide salicylique, ou de leurs sels. Les mêmes réserves subsistent sur l'emploi de ces médicaments.

Mais, dira-t-on, puisque les fièvres zymotiques sont en-

1. Communication à la Société médicale des hôpitaux. — 1881.

gendrées par un poison morbide spécial, il est utile de combattre directement la cause morbigène. Comment donc établir la médication anticausale? A quel antiputride recourir?

A mon avis, un seul antiputride, outre le *quinquina,* peut être prescrit à l'intérieur d'une façon inoffensive ; c'est *l'alcool.*

Ce n'est pas à dire que cette substance, considérée seulement comme antiputride, détruira irrévocablement les organismes infectant l'économie et enrayera la marche fatale de l'affection ; non ; mais l'alcool, ordonné à doses relativement modérées, se répand dans les tissus et, avant d'être éliminé, fait un séjour assez long dans l'économie, dont il peut éviter l'empoisonnement plus considérable en limitant le développement, la multiplication de nouveaux êtres. C'est dans l'intimité des tissus et des humeurs que se porte l'alcool ; c'est là un avantage que ne possèdent pas les autres antiseptiques, qui, en raison de leur toxicité à doses relativement faibles, en raison aussi de leur rapide élimination à travers les reins, ne réalisent en aucune manière les conditions d'une médication anti-infectieuse (Dreyfus-Brissac). Quelque faible que soit donc l'action de l'alcool, elle existe, et l'alccol, agent antiputride, sera un adjuvant efficace à l'alcool, agent tonique, antipyrétique, antispasmodique, etc.

Bien plus ! l'alcool peut jusqu'à un certain point être considéré comme un remède abortif. *Graves,* on le sait, et d'autres praticiens avec lui, croyait qu'un vomitif, donné en temps opportun, dès le début du typhus, pouvait en enrayer les accidents. En vérité, si l'on pouvait saisir le moment même de l'absorption du virus et le combattre, non pas alors que les organismes ont manifesté leur existence par les accidents dits de la période d'invasion, mais dès le début de la période d'incubation, par les vomitifs ou les purgatifs, évacuant les matières intoxiquées, et par un régime tonique et réparateur, peut-être pourrait-on prévenir, sinon l'éclosion de la fièvre infectieuse, du moins les accidents graves. C'est justement alors que l'alcool serait appelé à rendre de réels services. Malheureusement ce moment où l'organisme malin envahit l'économie et y séjourne latent pendant quelques jours est peu ou point appréciable pour le médecin appelé trop tard, alors que la médication abortive ne peut plus produire d'effet.

Cependant, si par un extrême hasard, on pouvait saisir ce moment psychologique, il ne faudrait pas hésiter. Est-ce qu'en effet lorsqu'ils ont été mordus par un serpent très venimeux, me racontait un médecin de retour de la Californie, les américains n'absorbent pas tout de suite une certaine quantité de *whisky*, qui les préserve efficacement contre les accidents consécutifs à la redoutable morsnre ?

J'ai été témoin d'un cas, qui vient à l'appui de cette assertion : En 1875, à l'hôpital Beaujon (service du docteur Matice), faisant l'autopsie d'une femme morte d'une fièvre puerpérale, un étudiant est blessé au doigt. Quelques minutes après l'accident sa plaie fut lavée avec soin et on fit boire au jeune homme une certaine quantité d'alcool (quinquina, puis vin de Banyuls). Le poison avait été absorbé, puisque quelques heures après survint un fort accès de fièvre, avec frisson, tremblements, dépression, céphalalgie, etc., puis sueurs. Aussitôt appelé, feu le docteur

S. Galezowski prescrivit une dose de sulfate de quinine et une potion alcoolique, puis tout rentra dans l'ordre. A peine se forma-t-il une légère vésicule purulente au niveau de la piqûre, sur le médius de la main gauche. Je pense que, si presque immédiatement après l'accident on n'avait pas fait boire au blessé cet alcool, il eût pu se produire des accidents plus redoutables. Cette influence me paraît manifeste. En activant la circulation, en facilitant les réactions, l'alcool arrête le développement, favorise l'expulsion du virus. Ne savons-nous pas du reste par une expérience quotidienne que les jeunes gens, qui fréquentent les hôpitaux ou les amphithéâtres, sont souvent affectés de malaise, de diarrhée, s'ils se trouvent à jeun, et que tout homme placé dans de bonnes conditions physiques et morales. est moins facilement affecté par les maladies contagieuses et épidémiques que celui exposé à des conditions contraires ? Aussi l'administration de l'Assistance publique prit-elle avec raison des mesures en conséquence, lors de l'épidémie de fièvre typhoïde de l'hiver de 1882, pour placer tout son personnel (étudiants aussi bien qu'infirmiers) en état de non réceptivité.

Je suis convaincu de l'efficacité de l'alcool pour mettre obstacle au développement d'un virus introduit dans l'organisme, et toutes les fois que le moment de la pénétration pourra être saisi, par exemple dans un cas de morsure par un chien enragé ou par un serpent à venin, je n'hésiterai pas, outre les moyens ordinaires (lavage et succion de la plaie, cautérisation), à avoir recours à l'alcool.

Je reviendrai encore à plusieurs reprises sur l'utilité de l'alcool. Les quelques remarques précédentes suffisent déjà à nous faire adopter ce médicament comme antiputride inoffensif et relativement efficace.

Avant de mettre fin à cet article sur les antiputrides, je voudrais dire quelques mots des *sels de cuivre*, préconisés à ce titre dans la fièvre typhoïde par *Burq*, *Druom*, *Maricourt*, etc. Le *sulfate de cuivre*, paraît-il, donnerait d'excellents résultats. Mais n'ayant été témoin d'aucune expérience de ce genre, je consigne simplement le fait, réservant mon opinion personnelle jusqu'à plus ample informé. Cependant, je l'avoue, je n'hésite pas *à priori* à juger l'alcool et le quinquina supérieurs au sulfate de cuivre, dont l'action a été contestée par plusieurs auteurs.

4° *Evacuants*

La *médication évacuante* a compté de nombreux partisans ; elle est loin d'être délaissée, sinon comme traitement exclusif, du moins comme traitement de certains symptômes. Les évacuants constituent du reste une forme de la médication antiphlogistique, et même peuvent être considérés jusqu'à un certain point comme des antiputrides, puisqu'ils favorisent l'élimination de matières septiques, qu'on agisse soit par les *vomitifs*, soit par les *purgatifs*.

Grasset (1) a montré que les vomitifs ont une action antiphlogistique puissante. *Graves* les recommandait dans les vingt-quatre premières heures de l'invasion du typhus, mais à ce moment seul, pour enrayer la fièvre. On peut

1. Thèse d'agrégation de Paris, 1875 : *De la médication vomitive.*

en effet ne pas négliger ce moyen, si l'on saisit à temps, comme je viens de le dire, le moment opportun. *Grisolle* donnait la préférence à la méthode des évacuants. *Delarroque* avait fait des vomitifs, joints aux purgatifs, la base de son traitement, mais *Griesinger* et *Grasset* condamnent cette pratique, dont l'expérience a montré les dangers.

L'emploi exclusif des évacuants présente les mêmes inconvénients que la saignée et la diète ; tout en facilitant l'expulsion de matières nuisibles, les purgatifs et les vomitifs débilitent, et aux évacuants, destinés à combattre certains accidents des voies digestives, comme l'état saburral, ou surtout à déterger le canal intestinal, il ne faut pas omettre de joindre les toniques.

Faut-il délaisser absolument les évacuants, comme le réclamaient *Petit* et *Serres* qui, pour ménager le canal intestinal ulcéré, au moins congestionné, préféraient aux purgatifs les lavements laxatifs? Je ne le crois pas.

Les vomitifs et les purgatifs ne sont pas, il est vrai, des médicaments à ordonner sans méthode ; leur emploi résulte d'indications très précises. Ainsi, dès le début des fièvres zymotiques, pour faire disparaître l'état saburral des premières voies, ou lorsqu'il y a constipation, ou bien lorsqu'on veut nettoyer le canal gastro-intestinal, les purgatifs trouvent leur emploi rationnel. Chez les jeunes enfants, un léger vomitif, administré dès le début du mal, peut être d'un grand secours.

Mais le vomitif, écrit **M.** *Grasset*, agent évacuant et révulsif, trouve son indication dans l'angine scarlatineuse intense, dans les graves complications pulmonaires et bronchiques, et surtout lorsque l'exanthème pâlit et évolue irrégulièrement. Le vomitif, en effet, facilite les mouvements vers la peau, c'est un excellent adjuvant à l'alcool, aux lotions froides. Toutefois, il est bon de bannir les vomitifs déprimants, débilitants, comme le *tartre stibié*, et de suivre le conseil de *Jaccoud* qui prescrit l'*ipéca*.

Quant aux purgatifs, si les *sels* (sulfate de magnésie ou de soude), à dose modérée, sont d'une réelle utilité au début des fièvres exanthématiques contre l'état saburral et pour l'expulsion des matières qui obstruent le gros intestin ; si même dans le cours de la maladie, ils trouvent leur indication dans une constipation opiniâtre, dans le météorisme, on se trouvera mieux de l'administration des *lavements laxatifs*, des *lavements froids*.

5o *Toniques*

La *médication tonique* constitue une des grandes méthodes du traitement des fièvres zymotiques ; elle en est la clef de voûte, et les résultats obtenus, concurremment avec quelques autres menus moyens, ne peuvent qu'engager le médecin à se tenir ferme dans cette voie.

Dès l'antiquité, les praticiens avaient compris la nécessité de soutenir les forces du malade. Cependant de nos jours seulement, l'usage des toniques dans la thérapeutique des fièvres exanthématiques infectieuses a prévalu sur les autres médications.

Rares sont les adversaires de cette médicamentation. Sydenham, entre autres remèdes, recommandait le quinquina et le vin de Malaga dans les fièvres à forme adyna-

mique ; Morton était absolument opposé aux débilitants ;
Borsieri, Stoll, Quarin, Petit et Serres, etc., préconisaient
la médication tonique dans la fièvre typhoïde ; Graves et
Trousseau en furent pour ainsi dire, les partisans exclusifs
et les cliniciens actuels lui doivent leurs succès les plus
marqués.

Mais ces toniques, vu l'état des voies digestives et la
répugnance des malades pour une nourriture grossière, doivent être administrés sous une forme soluble, diffusible,
de facile absorption.

L'*alcool* sous toutes ses formes (bière, eau de vie,
cognac, rhum, hydromel, vins de Bordeaux, de Hongrie,
d'Espagne, du Rhin, etc.), le *quinquina* et ses alcaloïdes,
le *thé*, le *café*, enfin un régime de nourriture très ténue
(bouillon, lait, potage), voilà des médicaments toniques,
qui ont la faculté d'activer par des degrés insensibles la
rénovation moléculaire nutritive des divers systèmes de
l'économie animale, et par suite d'augmenter leur force.

A ces toniques, il faut ajouter l'*eau froide*, qui est à la
fois un antipyrétique et un antispasmodique, comme
l'alcool, qui en outre est un antiputride.

Or, c'est là justement le grand bienfait des toniques.
Leur action, toujours heureuse, multiple, permet de res-
treindre, au grand avantage des sujets traités, le nombre
des médicaments.

On pouvait d'abord craindre que les toniques n'aug-
mentassent la phlogose. Il n'en est rien : la pratique a
trouvé leur parfaite innocuité. En effet quel est le résultat
de la maladie ? N'est-il pas de détruire plus ou moins vite,
selon les cas, les forces de l'individu, de mettre l'orga-

nisme dans l'impossibilité de résister à l'élément morbide débilitant, qui presque fatalement amène la mort, si l'atteinte est profonde? Or, quel est le résultat de l'usage des toniques? Justement de conserver à l'économie assez de puissance pour résister au poison morbigène, et, quels que soient les ravages, de réparer aussitôt la perte, de sorte que, la cause d'infection ayant successivement parcouru les diverses phases de son développement, l'organisme arrive au terme de la maladie, non pas indemne, il est vrai, mais encore avec assez de souplesse et d'énergie pour revenir en peu de temps à l'état primitif de santé.

Ainsi donc dans la plupart des cas, les toniques permettent au sujet d'atteindre avec le moins de risques le terme de la maladie. Bien plus! l'alcool, l'eau froide, le quinquina ont aussi pour résultat direct de diminuer l'intensité des symptômes ordinaires, de prévenir ou de calmer les accidents graves, en agissant sur l'inflammation caractérisée par la fièvre, en favorisant l'apparition des exanthèmes, en détournant les complications pulmonaires et cérébro-spinales, enfin en empêchant presque la multiplication des organismes infectants. Antiphlogistiques, comme l'a bien fait ressortir M. *Grancher* (1), les toniques sont aussi, la plupart, antiputrides, antispasmodiques, révulsifs, etc., et ainsi se trouvent remplies avec un petit nombre de remèdes simples les différentes indications, qui découlent de la marche des fièvres exanthématiques zymotiques.

Mais si bons que soient ces médicaments, on ne doit pas

1. *De la médication tonique.* Thèse d'agrégation, Paris, 1875.

les employer indistinctement, sans mesure. Quelques réserves sont nécessaires.

Ainsi l'usage du *quinquina* doit être restreint. *Senac*, déjà au siècle dernier, montrait les inconvénients des préparations quiniques (1). Mais les reproches faits à cet excellent dynamique doivent plutôt être adressés à son alcaloïde, *le sulfate de quinine*, dont l'action est si efficace contre les fièvres palustres, mais qui irrite vivement les muqueuses de l'estomac et de l'intestin ; donné à haute dose, selon le précepte de quelques médecins, ce sel produit la phlogose du canal intestinal, amène l'appauvrissement du sang (Briquet), et cause de l'excitation cérébrale. Le travail de M. Delioux de Savignac fournit sur ce médicament des indications précieuses (2). A petites doses, l'alcaloïde de l'écorce du Pérou ralentit la circulation et diminue la calorification, sans craintes d'accidents, quand l'usage n'en est pas trop prolongé. Ce n'est donc pas un remède à dédaigner, car il constitue un bon adjuvant aux affusions froides, à l'alcool, pour déterminer l'abaissement des températures extrêmes.

Pendant l'épidémie de fièvre typhoïde qui sévit à Paris dans le courant de l'hiver 1882-1883, la médication quinique a paru être très en vogue, non plus à doses modérées, comme on le fait ordinairement et comme j'ai vu administrer le sulfate de quinine à des typhiques à titre d'agent hypothermique ou comme modificateur et régulateur du système nerveux, mais aux doses élevées de trois

1. *De reconditâ febrium intermittentium tum remittentium naturâ et de earum curatione* ; livre II ; ch. 13.
2. *Dict. encycl. des sc. méd.* — 3ᵉ série. — T. I.

à quatre, et même à cinq grammes par jour. C'est surtout dans les services de M. Bouchard, à l'hôpital Lariboisière, et de MM. Hérard et Jouffroy, à l'Hôtel-Dieu, que cette médication fut en usage.

Étant admis les résultats obtenus dans le traitement des fièvres paludéennes, où le sulfate de quinine jouit d'une action incontestable pour détruire le poison paludéen, une pareille médication semble logique, alors même qu'il s'agit de fièvres continues, et de nature infectieuse.

Mais l'expérience a prouvé les accidents dus à des doses massives de quinine, et M. le professeur *Hardy* était l'interprète de craintes trop bien justifiées, alors qu'il déclarait (1) que le sulfate de quinine doit être parfois administré au cours du typhus, mais à petites doses, quand surgissent des indications précises ; qu'en aucun cas, ce médicament ne peut devenir, surtout donné à haute dose, la base du traitement, car de deux choses l'une, ou le médicament souvent n'est pas absorbé, et il est inutile, ou il est absorbé, et il devient nuisible. M. *G. Sée*, il est vrai, présente le sulfate de quinine et l'alcool comme la base rationnelle du traitement du typhus. « C'est un fébrifuge éprouvé, disait-il (2), certain ; agissant sur les mouvements du cœur, il établit une réfrigération qu'on n'est pas obligé d'acheter par des accidents graves. »

Le sulfate de quinine, évidemment, est préférable à l'acide phénique ou au salicylate de soude, mais agit-il, en tant qu'agent hypothermique, aussi bien que l'eau froide ?

1. Académie de Médecine. — 21 novembre 1882.
2. Académie de Médecine — 16 janvier 1883.

Je l'ai vu employer, à doses faibles, il est vrai, et il n'a modifié en rien la marche de la température.

M. *Dujardin-Beaumetz*, partageant en cela l'opinion du professeur Hardy, redoute l'action de la quinine sur le cerveau et la moëlle, et si ce sel, ajoutait-il (1), a sur le cœur une action tonique et abaisse la température, son emploi n'est pas exempt d'inconvénients, quand on l'administre aux typhoïdiques. Ceux-ci en effet ou n'absorbent pas le médicament, à cause du mauvais état des voies digestives et des vaisseaux lymphatiques, ou bien ils l'absorbent, et alors le foie, les reins, les organes éliminateurs, fonctionnant imparfaitement, retiennent le remède, qui, même à petite dose, peut en pareille circonstance devenir toxique.

Peut-on administrer les sels de quinine par une autre voie que celle de la digestion? Evidemment oui, et Gubler recommandait les injections hypodermiques de *bromhydrate de quinine*. On peut être alors plus certain que le remède est absorbé, mais les accidents généraux n'en sont pas moins à craindre, et le médicament, déjà irritant, produisant même des abcès, au niveau des piqûres, chez certains malades non affectés de fièvre zymotique, on peut aussi se demander si, dans les cas de typhus, ces abcès, vu l'état général de l'économie et l'affaiblissement de chaque tissu, ne se manifesteraient pas plus facilement.

Pour nous résumer, nous dirons que le quinquina, agent tonique et même hypothermique et antiputride, a une action heureuse, mais vu son astringence et l'irritation

1. Académie de médecine, 13 février, 1883.

qu'il produit, on doit en faire un usage modéré et conseiller de mélanger par exemple le vin de quinquina avec les boissons fraiches, la limonade citrique, etc., comme je l'ai vu administrer en maintes circonstances.

Le sulfate de quinine ou les autres alcaloïdes du quinquina, agents hypothermiques, et même toniques et antiputrides, vu les accidents locaux et généraux qu'ils produisent, doivent être ordonnés avec modération, comme adjuvants aux potions alcooliques et aux affusions froides.

En effet l'emploi du quinquina et de ses alcaloïdes est rationnel, qu'on ait en vue soit leur action tonique et hypothermique, soit leur action hypothermique et antiputride, mais il doit être limité, et une des contre-indications les plus importantes de leur prescription, ce sont les troubles cérébro-spinaux, comme une de leurs principales indications se rencontre dans l'exagération de la fièvre et dans la faiblesse cardiaque. Du reste plus loin nous étudierons de nouveau la question.

L'alcool, que *Béhier*, un des premiers, introduisit en France dans la thérapeutique (1), est un tonique général, un stimulant diffusible ; les services de cet agent sont inappréciables pour combattre l'adynamie, l'inertie, l'épuisement, la dépression des forces « car, écrit Béhier, il faut à l'économie une certaine somme de force et de résistance pour arriver à résoudre une phlegmasie. »

L'alcool en outre fait cesser le délire et tomber le pouls, abaisse la respiration, facilite ou détermine la transpiration.

1. *Dictionnaire encyclopédique des sciences médicales.* 1e série. Tome II.

Nous trouvons d'intéressants renseignements sur *la médication par l'alcool* dans le travail de *Joffroy* (1), qui, lui aussi, reconnaît que ce médicament tonique a une influence considérable sur l'abaissement de la température.

L'alcool a été recommandé dans la fièvre typhoïde par Graves, Stokes, Corrigan, Todd, Lyons, Murchison, Buchanan, etc. surtout dans la période d'adynamie. Chomel écrivait : « le vin, qui est à la fois un remède énergique et un aliment précieux, est d'un grand secours dans le traitement de la fièvre typhoïde adynamique. » Tel fut aussi l'avis de Trousseau, de Monneret, de Bricheteau, et Marvaud constatait que le délire même est calmé par ce remède, aussi bien que l'exagération de la fièvre.

Dans les fièvres éruptives, Graves, Stokes, Todd prescrivaient les potions alcooliques ; Marvaud les ordonnait avec succès dans les cas les plus graves de la variole, et Joffroy ajoute, opinion généralement admise, que les altérations du myocarde sont une indication pressante de leur emploi. M. G. Sée reconnaît que l'alcool est « un excellent antithermique, un antipyrétique, un tonique, un calmant (2). »

Ce sont là des propriétés que j'ai été à même d'apprécier en maintes occasions, et si l'on ajoute que ce remède est également un antiputride, quel meilleur adjuvant pouvons-nous trouver aux lotions d'eau froide ?

6° *Calmants. — Antispasmodiques.*

Sous ce titre, nous comprenons les remèdes destinés à

1. Paris, 1875.
2. Académie de Médecine, 16 janvier 1883.

produire la sédation des troubles nerveux ou des accidents des voies respiratoires.

Les *opiacés*, dont l'emploi dans les fièvres érnptives, est Join d'être abandonné par les médecins, viennent en tête; leur vogue a été immense. Cependant plus d'un grand praticien, Gorter, Hoffmann, Pringle, Quarin, Bretonneau, Trousseau, etc., avaient montré les dangers de ce médicament.

L'*opium*, dont les effets diffèrent selon les individus, est un stupéfiant ; il donne un sommeil agité ou bien une vive excitation accompagnée de symptômes cérébraux très variés et d'accidents qui peuvent aller jusqu'au narcotisme et à l'empoisonnement. La moindre dose, chez certaines personnes, devient toxique. Il y a donc nécessité à administrer cette substance avec une extrême prudence.

Au contraire, j'ai eu fréquemment à observer l'utilité des *affusions froides* ou des *potions alcooliques* pour calmer le délire et les autres troubles nerveux. Ces moyens, qui apaisent si merveilleusement l'excitation fébrile, produisent par cela même la sédation du système cérébro-spinal, et c'est à eux qu'il faut recourir de préférence ; si cependant ils échouaient, on pourrait administrer, selon le précepte du professeur *Jaccoud*, le *bromure de potassium*, *l'hydrate de chloral*, qui sont exempts des inconvénients de l'opium.

Cependant, certaines complications, par exemple les troubles des voies respiratoires, une toux fatigante réclament des calmants opiacés; dans ces cas, Jaccoud conseille de donner des *loochs*, la *poudre de Dower*. Ne pourrait-on pas alors recommander la *codéine* ; cette substance,

constituant un des principes de l'opium, possède une action
sédative, et non pas stupéfiante. Moins toxique et moins
narcotique que la morphine, la codéine procure un sommeil plus calme, moins agité et ne laisse pas de malaise au
réveil. Toutefois, il faut encore user de grandes réserves
avec ce remède et ne pas dépasser la dose de deux centigrammes. La potion suivante :

Sucre. . . . . 66 gr.
Eau distillée. . . . . 34 gr.
Codéine cristallisée . . . . . .   0 gr. 20 centigr.

contient un centigramme de codéine par cuillerée à café.

Du reste, j'ai vu rarement employer l'opium dans les
fièvres zymotiques ; sauf quelques cas, il me serait difficile
de discuter, d'après mon expérience personnelle, sur les
accidents attribués à cet agent.

Que dire des autres antispasmodiques, tels que le *musc*,
le *camphre* ? Le premier de ces médicaments est fort coûteux et on ne peut pas toujours répondre de sa pureté. Il
a été conseillé dans les fièvres ataxo-adynamiques, dans la
fièvre typhoïde à forme dépressive. A vrai dire, j'ignore les
résultats obtenus, mais je doute qu'ils soient meilleurs que
ceux produits par les affusions d'eau froide sur tout le
corps.

Le camphre, prescrit également comme antiputride, est
rarement employé de nos jours pour combattre les troubles nerveux des fièvres zymotiques. Ce médicament, dont
l'usage n'est pas à l'abri de tout danger, doit céder le pas
à l'eau froide et à l'alcool.

7° *Remèdes divers*. — *Affusions et bains*.

A ces médications diverses, on peut encore joindre certaines prescriptions, répondant à des indications spéciales.

Ainsi le docteur *Du Castel* (1) a préconisé, dans le traitement de la variole, les injections sous-cutanées d'éther et dix à quinze centigrammes par jour d'extrait thébaïque et le perchlorure de fer. Cette médication éthéro-opiacée avait pour résultat d'empêcher ou de diminuer la suppuration et d'arrêter le développement de l'éruption. Une objection se présente à l'esprit : est-il prudent, une fièvre zymotique s'étant déclarée, d'arrêter le développement des phénomènes naturels, de mettre obstacle à des crises salutaires? Le devoir du médecin, selon les préceptes de Borsieri et de Trousseau, ne doit-il pas consister simplement, alors qu'on n'a pas réussi à empêcher l'éclosion de l'affection, à diriger la marche fatale de la maladie, à exciter les manifestations qui tardent à apparaître, à calmer celles qui se manifestent avec trop de violence? Telle, à mon avis, doit être notre conduite, et j'hésiterais à arrêter une éruption variolique ou autre. Néanmoins M. Dreyfus-Brissac a expérimenté cette médication, qu'il reconnaît un modificateur puissant de l'exanthème de la variole. Il y a donc là une ressource précieuse, mais qui demande encore de prudentes expériences, avant d'entrer dans la pratique.

De cette médication, on peut néanmoins déjà retenir les

1. Hôpital Saint-Antoine, 1881.

injections d'éther. Les travaux de M. le professeur Hayem
nous ont montré l'utilité de cette ressource à la suite des
grandes hémorrhagies, et, le cas échéant, je les employerai
pour empêcher le collapsus et relever en quelque sorte les
forces du malade, à la suite des graves hémorrhagies de la
fièvre typhoïde ou dans les autres fièvres éruptives, où
survient cette grave complication.

Les injections éthérées sont, je pense, plus avantageuses
que la *térébenthine*, ordonnée par Graves contre les hémorrhagies et recommandée depuis comme antiseptique par
Bouchardat. Cette substance a en effet le tort d'irriter les
muqueuses, de provoquer des nausées, des coliques, du
météorisme, de la céphalalgie, enfin une excitation générale qui ne peut pas contribuer à l'abaissement de la fièvre.

M. *Deltilh*, au congrès de Blois de l'Association pour
l'avancement des sciences (1), rappelant que le professeur
Bouchardat avait recommandé des expériences sur l'action
parasiticide de l'essence de térébenthine et de l'essence de
cajeput, a fait un grand éloge des *carbures*, dont il aurait
obtenu d'excellents résultats dans le traitement de la diphthérie. L'action des goudrons et des huiles essentielles a
déjà rendu de grands services dans la thérapeutique parasiticide vétérinaire et végétale. On les a vantés dans la coque-
luche, cette affection qui présente tant de points de rapprochement avec les fièvres zymotiques, mais on est en droit
de se demander, jusqu'à ce que des expériences plus nombreuses et plus décisives aient éclairé l'emploi de ces carbures, si l'alcool ne remplit pas suffisamment l'indication,

1. Septembre, 1884.

surtout joint à l'eau froide, si surtout les carbures, employés aux doses nécessaires, pour devenir parasiticides absolus, ne deviendraient pas nuisibles.

L'*ergot de seigle*, prescrit par M. *Duboué* (1) dans le typhus abdominal, diminue les battements cardiaques et la fièvre ; il peut être avantageusement ordonné comme hémostatique, et le docteur Gubler l'adjoignait à la térébenthine et à l'acide gallique :

Sirop de térébenthine. . . . . 30 gr.
Ergot de seigle. . . . . 4 gr.
Acide gallique. . . . . 0 gr. 50

Mais il est susceptible d'occasionner des phénomènes nerveux. C'est à la dose de 1 gr. 50 à 3 gr. par jour que M. Duboué l'administre pour faire tomber la fièvre et amener la sédation des accidents ataxiques. Mais à ce point de vue, les affusions froides et les potions alcooliques ne sont-elles pas supérieures ?

Le docteur *Lardier*, chirurgien de l'hôpital de Rambervilliers, a publié le résumé de soixante-treize observations instructives sur l'emploi de ce remède dans la fièvre typhoïde (2). Cet auteur paraît, lui aussi, conclure à son efficacité contre les dangers des hémorrhagies intestinales. La théorie est du reste ici d'accord avec l'expérience.

On a préconisé également dans le traitement des fièvres

1. Académie de médecine, 5 sept. 1882. — *Voyez aussi dans le Bulletin thérapeutique* (1875) le travail de M. Billard sur le *seigle ergoté dans la fièvre typhoïde.*

2. *Gazette hebdomadaire de médecine et de chirurgie.* — Décembre, 1882.

zymotiques diverses substances toxiques, le *curare* (1) entre autres, l'*iode*, présenté comme succédané de la quinine, etc., mais du moment que nous possédons des ressources supérieures, l'expérience de chaque jour le prouve, pour résister au mal, pourquoi aller chercher dans l'arsenal des poisons de nouveaux médicaments ? Rappelons-nous des sages paroles de Stoll : « Il faut avoir soin de ne pas nuire, éviter les grands remèdes et avoir recours aux plus simples. » Il serait fâcheux de s'écarter de cette ligne de conduite. Aussi la thérapeutique des fièvres exanthématiques infectieuses doit-elle être débarrassée de ces remèdes, non seulement inutiles, mais encore souvent nuisibles.

Réduite à un petit nombre de médicaments, la thérapeutique, dans les affections dont nous nous occupons ici, répond entièrement à toutes les indications, tirées de l'état des forces du malade, de la cause de la maladie, de la marche fatalement déterminée des phénomènes morbides, et nul ne contestera l'heureuse efficacité des *affusions froides*, de l'*alcool*, du *quinquina*, réservant le *sulfate de quinine*, la *digitale*, le *chloral* et quelques autres médicaments spéciaux pour les cas particuliers, et à titre d'adjuvants.

J'ai suffisamment insisté sur l'utilité de l'alcool ; il me reste, avant de clore ce chapitre, à dire encore quelques mots sur l'emploi de l'*eau froide*.

Comme nous l'avons indiqué plus haut, Hippocrate reconnaissait l'efficacité de l'eau plus ou moins froide sur

1. Voyez l'article *Curare* de MM. Voisin et Liouville, dans la *Gazette hebdomadaire* — 1866 — page 504.

des symptômes isolés du processus typhique ; Galien, en plusieurs passages de son œuvre, insiste sur l'utilité de l'eau froide et des bains pour combattre les accidents de la fièvre putride, du causus ou de la fièvre ardente, etc. Mais le véritable promoteur de l'emploi de l'hydrothérapie dans le typhus a été le médecin anglais Curry (1783). Cet exemple fut suivi par de nombreux praticiens, et nous avons cité, entre tant d'autres, Récamier, Traube, Graves, Trousseau, Grisolle, Liebermeister, Brand, Jaccoud, etc. On étendit même peu à peu l'usage de l'eau froide aux -autres affections zymotiques.

L'eau froide jouit en effet de propriétés multiples, qui en font une merveilleuse ressource dans le traitement du typhus abdominal aussi bien que des formes graves des autres fièvres exanthématiques ; elle abaisse la température, rend à la peau sa souplesse et sa moiteur, fortifie les tissus, favorise les fonctions de la peau, facilite les éruptions cutanées, calme les agités, relève les déprimés ; elle est en un mot le régulateur du système nerveux, qu'elle maintient en équilibre, en relevant en même temps les forces de l'organisme.

Du reste la plupart des auteurs reconnaissent les avantages de cette méthode de traitement, qu'il m'a été donné de voir appliquer ou d'ordonner moi-même dans des cas nombreux, conjointement avec les toniques.

Mais où les praticiens ne sont plus d'accord, c'est sur le mode d'emploi de l'hydrothérapie. Faut-il ordonner les *bains* suivant la méthode de Brand, adoptée par l'Ecole de Lyon, ou prescrire les *affusions froides*, telles que les recommandent Jaccoud, Dujardin-Beaumetz, et tant d'autres?

La méthode dite de Brand, consiste dans l'administration, aussi fréquente que possible, de bains d'une température de 20° centigrades et d'une durée de quinze minutes : en moyenne, les bains sont donnés toutes les trois heures, jour et nuit, jusqu'à ce que le thermomètre ne monte plus au-delà de 38°5. Cette médication est basée sur les effets obtenus, quand on dirige l'hydrothérapie de telle sorte que le typhique soit maintenu dans une apyrexie à peu près complète pendant toute la durée du processus et sur ce fait que, la fièvre, c'est-à-dire l'élément chaleur, disparaissant, il ne se produit aucun trouble, aucun accident malin.

Je dois l'avouer, mon expérience personnelle sur ce point est nulle. Mais j'admets volontiers, avec les adversaires de cette médication exclusive, que celle-ci refroidit trop les malades sans possibilité de doser la chute thermique qu'on veut obtenir ; qu'elle ne donne en réalité qu'une réfrigération passagère, expose aux complications pulmonaires et aux hémorrhagies intestinales, exige l'investigation fréquente de la température, nécessite la présence constante du médecin et le concours d'aides exercés (D⟨r⟩ Claudot), occasionne des congestions, des hémorrhagies, des hypothermies, du collapsus, des syncopes (Peter) (1), ralentit les mouvements du cœur, trouble la fonction respiratoire, surexcite les centres nerveux calorigènes, provoque des réactions calorifiques, des hémorrhagies in-

1. Académie de médecine, 20 février 1883.

testinales, des congestions pulmonnaires fatales, augmente
en un mot la consomption fébrile (G. Sée) ; enfin on a fait
remarquer, avec quelque justesse d'ailleurs, que les statistiques fournies n'avaient pas toute la valeur désirable, car
dans bien des cas la méthode a été appliquée à des fébricitants, il est vrai, mais non pas à des typhiques. Plus
haut, n'ai-je justement pas indiqué que certains malades
avaient présenté de tels symptômes que le diagnostic fièvre
typhoïde avait été d'abord posé, puis, vu la terminaison rapide des accidents constatés, modifié en celui de grippe.
Cette grippe a pu être alors, à mon avis, une fièvre éruptive avortée.

Quoi qu'il en soit de ces diverses assertions, je recon-
nais *à priori* que les bains presque froids peuvent avoir
une action utile réelle, surtout en ordonnant simultanément les toniques, les potions alcooliques, mais que leur
emploi est sujet à bien des inconvénients, à bien des difficultés pratiques, auxquelles le médecin le plus vigilant
ne peut pas parer, surtout dans la clientèle, et qui doivent
entraîner des accidents, contre lesquels on a raison de
nous mettre en garde : il faut donc réserver les bains froids,
selon le sage précepte du professeur Peter, comme une
suprême ressource à opposer à un suprême péril, indiqué
par l'intensité des symptômes nerveux.

Il n'en est plus de même des *affusions d'eau froide* ou
presque froide, vinaigrée, administrées suivant la pratique
de Jaccoud et que j'ai vu employer avec tant de succès,
unies toujours au traitement tonique.

Les propriétés des affusions d'eau presque froide et cou-
pée de quelques gouttes de vinaigre aromatique ou de

vinaigre ordinaire sont bien connues ; je les ai indiquées successivement dans chacun des paragraphes de ce chapitre ; les avantages en sont incontestables, leur administration facile, les inconvénients nuls, et, vu la rapidité d'exécution, il n'y a aucun danger à les employer, à les répéter aussi souvent que l'exige la malignité des accidents : troubles nerveux, absence ou retard de l'exanthème, chaleur excessive, etc., et toujours elles amèneront l'abaissement de la température, la sédation des troubles nerveux, l'excitation des réactions extérieures, sans compter que ces affusions toniques et reconstituantes, par leur action sur toutes les grandes fonctions, favorisent les échanges organiques ; spoliatrices et dépuratives, elles facilitent les mouvements d'assimilation et de désassimination, etc.

Combinée avec les toniques, auxquels selon les symptômes graves observés on ajoute quelques remèdes spéciaux qu'on n'a pas besoin d'ordonner à des doses élevées, nocives, la médication par les affusions froides donne les meilleurs résultats ; c'est à elle qu'il faut avoir recours aussitôt que la maladie paraît dévier de sa marche régulière, non pas qu'il y ait grande chance de diminuer la durée de l'affection, mais parce que c'est elle qui imprimera au processus morbide un cours normal et, en réglant la fièvre, préviendra ou fera disparaître les graves accidents, sans faire courir aucun risque aux individus traités.

CHAPITRE IV

TRAITEMENT RATIONNEL DES FIÈVRES EXANTHÉMATIQUES
INFECTIEUSES.

Avant d'indiquer le traitement que je crois utile de prescrire dans les fièvres éruptives infectieuses, je tiens à expliquer le sens que j'attache à cette expression : *traitement rationnel.*

Qu'est-ce qu'un traitement rationnel ?

« C'était jadis, écrivait Gubler, (1) une croyance populaire que chaque maladie doit avoir son remède ; du malade, il n'était nullement question ; on ne voyait qu'un individu possédé par un mal particulier, que l'on personnifiait et contre lequel tous les efforts étaient dirigés. Dans l'opinion accréditée pendant de longs siècles d'ignorance, toute maladie avait donc son antagoniste naturel ; c'est à la recherche de cet antidote que bon nombre de praticiens consacraient leurs soins ; croyant à l'indépendance absolue des maladies, ils s'efforçaient de leur opposer une médication spéciale, un *remède spécifique.* » Bordeu (2) blâmait déjà cette doctrine et en vain montrait que « les maladies ne sont pas des êtres, mais des manières d'être » , en vain aussi Broussais, malgré les exagérations de son système, s'élevait

1. *Du rôle de la thérapeutique selon la science.*
2. 1722-1776.

avec force contre la tendance à la personnification des maladies, on continuait de créer des entités morbides et de leur opposer des remèdes spécifiques.

Ces remèdes spécifiques n'existent pas, et les fièvres zymotiques, malgré la spécificité de leurs causes se rédusent à des altérations plus ou moins générales des liquides et des solides de l'organisme, contre lesquelles on ne saurait employer de formules immuables. Que l'on cherche à diriger la thérapeutique aussi bien contre la cause du mal que que contre les accidents qui en dérivent, c'est bien ! Mais c'est un tort de réclamer contre toute maladie spécifique un remède spécifique exclusif.

Qu'est-ce donc qu'un traitement rationnel, s'il n'a pas pour but de combattre les maladies par des remèdes spécifiques toujours les mêmes ?

Le traitement est rationnel, quand il tire ses indications, non-seulement de la cause de l'affection, mais aussi de l'état des forces du malade et de la prédominance de tel ou tel symptôme ; le traitement est rationnel, s'il tient compte des malades, et non pas seulement de la maladie.

Mais le clinicien ne doit pas avoir en vue seulement l'état des sujets au moment où il les observe ; il doit aussi, selon la recommandation d'Hippocrate, s'enquérir de leur état antérieur et de leurs habitudes, et prendre en considération les circonstances ambiantes de l'époque, du pays, du climat ,etc.

Il n'y a pas de remèdes spécifiques et de formules immuables, car une médication, prescrite en un certain moment pour un certain individu, peut à tout instant être modifiée par suite de l'état du sujet et de la variabilité des circonstances environnantes.

Nous voyons les auteurs les plus recommandables différér d'opinion, sinon sur les préceptes généraux, du moins sur les indications particulières. L'un déclare la scarlatine une affection toujours bénigne ; cet autre préconise les saignées répétées contre l'état inflammatoire, un troisième les proscrit, etc. Ces divergences ne tiennent pas seulement à la diversité des doctrines ; si l'un a vu échouer un remède qui avait produit d'excellents résultats entre les mains d'un autre, cela tient aux différences, aux *manières d'être* des maladies selon les individus et selon les époques.

Evidemment les praticiens, qui ne voyaient dans la fièvre qu'une suractivité de l'économie, qu'il fallait réprimer par la saignée et les débilitants, n'étaient pas dans le vrai ; la doctrine de Petit et de Serres, qui considéraient toute fièvre comme essentiellement adynamique, me paraît plus en rapport avec l'observation des phénomènes, mais les partisans des antiphlogistiques pouvaient en fait avoir raison pour les cas soumis à leur thérapeutique. Une même affection, selon les circonstances, est caractérisée par l'état bilieux ou par l'état sanguin, soit encore par l'état nerveux, etc., d'où les indications spéciales des purgatifs, de la saignée, des calmants, etc., chacun pouvant ainsi avoir raison pour une série de malades.

Il ne faut donc pas l'oublier (et c'est ce qui nous permet de comprendre comment certaines formes des maladies, décrites autrefois par les auteurs les plus sagaces, ne trouvent plus place dans nos traités classiques), outre les particularités individuelles, chaque époque est marquée par des formes morbides spéciales, dépendant de circonstances ambiantes diverses, de même qu'à chaque période du temps correspondent des événements qui lui sont propres. L'étude des constitutions médicales peut même jusqu'à un certain point nous expliquer la marche, la fluctuation des événements de chaque époque. Le tempérament des hommes influe-t-il sur les actes de la vie privée comme de la vie publique ou au contraire ceux-ci impriment-ils leur cachet à la constitution des individus ? Peu importe ! Il n'en est pas moins manifeste que cette variabilité de la constitution des hommes comme de l'aspect des maladies entraîne nécessairement des modifications dans la thérapeutique.

Dans les dernières années du xviiie siècle, comme au début du xixe, si les événements ont été marqués par leur violence, les maladies, par suite de la constitution des individus, semble-t-il, ont revêtu en général la forme inflammatoire, et les médecins alors, plus que jamais, ont préconisé en thérapeutique la saignée, qui paraît avoir rendu quelques services à Broussais et à ses disciples, dont la science et la bonne foi ne peuvent être suspectées.

Aujourd'hui la saignée est le plus souvent nuisible. Pourquoi ? Certes, il est possible que les doctrines qui nous guident soient meilleures et que nous connaissions mieux la nature des maladies soumises à notre action, mais c'est aussi parce que les individus sont doués d'un tempérament différent et sont diversement affectés par les causes mor-bigènes.

Ce serait donc une folie de vouloir prescrire une méthode exclusive de traitement. Chaque siècle, chaque pays, chaque homme présente des formes spéciales de maladies,

contre lesquelles il faut diriger une sage thérapeutique ;
c'est cette thérapeutique, qui tient compte des circonstances particulières et générales, qu'on doit appeler rationnelle.

Aussi, dans l'indication du traitement des fièvres exanthématiques zymotiques, ayant toujours présent à l'esprit
ce précepte général d'Hippocrate : « *Etre utile au malade,
ou du moins ne pas nuire,* » prenant en considération la
connaissance plus exacte des maladies comme des propriétés
et des effets des médicaments, ainsi que les progrès de la
science médicale, il faut se souvenir que, de nos jours, les
abus de toutes sortes, les raffinements d'une civilisation
plus avancée ont fait de l'homme en général un être
impressionnable, nerveux, relativement faible, auquel
les antispasmodiques, les calmants et les toniques sont
nécessaires ; et, dans la plupart des cas, bornant le traitement aux indications tirées de l'état des forces du malade,
on favorisera la lutte contre la cause pathogénique ; s'op-
posant aux déviations morbides et enrayant les troubles
qui viennent compliquer ou retarder la marche de l'affection, on dirigera les efforts de la nature vers la solution
favorable d'un mal, dont le processus est fatalement
déterminé : recommandant des soins hygiéniques variés et
s'efforçant de détruire l'agent morbigène au sein de l'économie déjà pénétrée par lui, en prenant garde que la
médication soit toujours simple et efficace, enfin sous-
trayant autant que possible les sujets à l'action des circonstances ambiantes et à l'invasion ou à la multiplication des
poisons morbides, on fera de la médication, non pas

spécifique, mais rationnelle, raisonnable, telle qu'elle a toujours été prescrite par nos grands cliniciens.

Ces quelques réflexions présentées, nous allons indiquer la conduite, que nous pensons utile de suivre, dans la majorité des cas, réservant les cas tout à fait particuliers. Avant de traiter la question du traitement proprement dit, j'insisterai sur les moyens propres à empêcher l'invasion des maladies contagieuses et épidémiques, c'est-à-dire sur la *prophylaxie*.

1° *Prophylaxie*.

Le premier devoir du médecin n'est pas de guérir, mais bien de *prévenir* les maladies par l'emploi des *soins hygiéniques*, qui sauvegardent l'individu et la société.

A mesure que la vie sociale devient plus complexe, les industries plus diverses et les populations plus condensées, on reconnaît qu'il surgit une foule de causes malsaines et pathogéniques qui nécessitent l'intervention de la *médecine préventive*. Mais dans ces questions qui ont pour objet la santé publique, les médecins ont besoin du secours des gouvernements ; les premiers prescrivent les règles hygiéniques à appliquer, les seconds sont appelés à les faire exécuter.

A ces derniers en effet il appartient de prendre les mesures nécessaires pour empêcher la circulation des substances malsaines et infectées et pour interdire ou faire démolir les établissements insalubres (1) ; c'est à eux à veiller à la pro-

1. Loi de 1849.

preté des villes, au percement de larges voies de communication et à l'installation d'égoûts, qui entraînent au loin
les produits impurs, et plus particulièrement les déjections
humaines, cause si importante de la dispersion des épidémies ; à eux surtout d'exiger la construction de logements
sains, où des ouvertures suffisantes doivent être pratiquées,
où les pièces doivent être assez grandes et facilement aéra-
bles, où arrive l'eau nécessaire, d'où s'écoulent les eaux
ménagères, où enfin les latrines soient tenues proprement ;
à eux surtout de surveiller l'alimentation publique.

Propreté des rues et des habitations, où l'air et la lumière
doivent facilement pénétrer, aménagement convenable des
fosses d'aisance, pureté de l'eau et des aliments, telles sont
les premières conditions de *l'hygiène publique.* Ces mesures sont vraiment puissantes pour prévenir les épidémies,
comme le prouvent le résultats obtenus en Angleterre et
même à Londres (Jaccoud).

M. le Dr *Proust,* inspecteur général des services sanitaires, faisait récemment remarquer (1) que : partout où
les lois de l'hygiène étaient observées, l'épidémie de choléra
avait été bénigne ; partout, au contraire, où les conditions
sanitaires étaient mauvaises, au point de vue du régime des
eaux potables, de leur mélange, par infiltration, aux matières excrémentitielles, partout où ces matières infectaient
le sol d'une façon quelquefois séculaire, partout dans ces
conditions le fléau avait été sévère et la mortalité considérable, et M. Proust écrivait que c'est à des conditions différentes d'hygiène et de salubrité qu'il faut attribuer l'in-

1. Rapport à M. le ministre du commerce ; 1884, 12 sept.

lection du midi, où l'extension du mal indien se fit avec rapidité, opposée à l'immunité du nord, où le choléra est resté stérile. Et ce qui est vrai pour le choléra, ne l'est pas moins pour le typhus, la variole, etc.

Outre ces mesures générales, les médecins exigeront des particuliers l'observation scrupuleuse des prescriptions hygiéniques spéciales. *L'isolement* des malades est nécessaire ; on peut appliquer aux affections fébriles putrides ces paroles du docteur Rigaud, mourant de la peste à Alexandrie en 1835, à M. de Lesseps qui le visitait : « Venez me voir vingt fois par jour, si vous le pouvez, mais ne restez jamais plus de cinq minutes dans ma chambre. » On veillera à la *désinfection* des objets contaminés par le malade, tels que les linges, les diverses pièces de literie, les vases, les vêtements, la chambre. Une haute température détruisant les germes, on soumettra la plupart des objets à la température élevée de l'étuve sèche ; on mettra à l'air et on nettoyera avec soin ceux qui ne pourraient pas être soumis à cette mesure, et on fera usage des *antiseptiques*, de l'acide phénique, du chlorure de zinc, du sulfate de fer, etc., surtout pour la désinfection des fosses d'aisances et des vases de nuit, de l'acide sulfureux pour la désinfection des chambres contaminées et des objets qui y étaient renfermés. L'emploi de l'acide sulfureux est surtout peu coûteux ; et brûlant une certaine quantité de soufre, dans les proportions que nous indiquerons plus loin, on obtient facilement le gaz parasiticide.

C'est justement pour ne pas avoir méconnu l'importance de l'application des règles hygiéniques, que le Dr *Bourru*, professeur à l'École de médecine navale de Rochefort, a réussi à mettre fin à des épidémies meurtrières de rougeole (1). Feu le D' *Hillairet* (2) a insisté sur ces mesures préventives, que des décrets rendent obligatoires dans tous les établissements, écoles, casernes, etc., où il y a agglomération d'individus, car l'impression miasmatique est d'autant plus facile et dangereuse, qu'il y a un plus grand nombre de personnes dans le même lieu, et, dans son rapport, ce médecin ajoutait que l'isolement est nécessaire même pendant la convalescence.

On ne saurait trop insister sur cette *hygiène préservatrice* ; la loi a le devoir de réprimer rigoureusement les abus, les infractions aux règles élémentaires de l'hygiène. Aussi sans craindre de nous répéter, nous rappelons quelques-unes des instructions des docteurs *Lagneau* et *Vallin* pour la fièvre typhoïde, applicables à toutes les fièvres zymotiques.

« Le malade, autant que possible, doit être isolé et tenu à l'écart des autres habitants de la maison....... Seules les personnes nécessaires pour lui donner des soins doivent pénétrer dans sa chambre, dont l'entrée doit être sévèrement interdite à tout enfant, jeune homme ou jeune fille. — Cette chambre doit être facile à aérer, les tentures, les rideaux et les tapis doivent en être retirés..... »

« Les déjections des malades doivent être reçues dans des vases contenant en permanence et par avance une certaine quantité de liquides désinfectants (solutions de chlorure de zinc à 2 pour 100, de sulfate de fer, de chlorure

---

1. *Revue d'hygiène*, 1882. — V. aussi : *Compte-rendu de l'Académie de médecine*, séance du 23 septembre 1884.
2. *Académie de médecine.* Juillet 1882.

de chaux, d'acide sulfurique ou d'acide chlorhydrique à 5 pour 100.... On doit éviter de battre et de secouer fréquemment les couvertures et les matelas du malade ; il est préférable de renouveler la literie de temps en temps, et d'en soumettre les pièces à une épuration sérieuse...... Il sera utile de projeter sur les parois et dans l'atmosphère de la chambre un nuage d'une solution désinfectante pulvérisée (solution d'aide phénique à 5 pour 100, ou mieux, comme il a été conseillé dans ces derniers temps d'employer l'acide sulfureux)..... Désinfecter les chambres, le mobilier en brûlant dans le local bien clos 30 grammes au moins de soufre par mètre cube. L'opération est terminée au bout de vingt-quatre heures.... Les matelas doivent être traités par la vapeur, soit à l'air chaud et sec à 110° centigrades, avant d'être soumis au cardage et à l'épuration.... Le contenu des paillasses doit être détruit par le feu, les enve-loppes doivent être lessivées à l'eau bouillante.... La chambre désinfectée devra être laissée inoccupée pendant huit jours au moins ; les fenêtres en seront tenues ouvertes nuit et jour..... Les latrines seront désinfectées par la projection à travers le tuyau de chute d'une solution concentrée de sulfate de fer (5 kil. pour 50 kil. d'eau), ou mieux de 5 à 25 litres d'huile lourde de houille pour une fosse de moyenne dimension. Les cabinets, les latrines, ainsi que les tables de nuit, seront désinfectés en y faisant brûler une certaine quantité de soufre...... (1). »

1. Voyez : *Vallin* : Traité des désinfectants et de la désinfection. — *Gazette des Hôpitaux* (17 octobre 1882) : Résumé des propositions formulées par le Dr Vallin devant le congrès international d'hygiène de Genève (séance du 5 septembre 1882) : Hygiène publique.

Est-il nécessaire d'indiquer que l'*hygiène externe et interne des individus* est aussi obligatoire que celle des villes et des habitations ? Tout homme qui prendra des soins de propreté extérieure et sera soumis à une alimentation en rapport avec ses travaux et sa constitution sera par cela même moins prédisposé qu'un autre à l'invasion de l'affection contagieuse, qui (la dernière épidémie de choléra l'a prouvé), atteint de préférence les personnes misérables, affectées le plus souvent de misère physiologique comme conséquence de leur misère physique (1). Il est bon de rappeler que des expériences faites par *J. Lemaire*, dès 1866, il résulte que les éléments miasmatiques de l'air (*bactérium termo, bacterium punctum*, etc.) se trouvent dans la crasse déposée à la surface du corps chez les gens malpropres, et à la racine des dents ou dans l'haleine de ceux qui ne se nettoient pas bien la bouche (2).

L'hygiène morale a aussi son importance. N'est-il pas prouvé par de nombreux faits qu'en temps d'épidémie, les sujets, qu'une cause morale déprime, la peur par exemple, offrent moins de résistance au fléau que les autres ? C'est

— Désinfection des chambres des malades à la suite des affections contagieuses.

Gazette des Hôpitaux (24 octobre 1882) ; *Instructions du conseil d'hygiène snr la fièvre typhoïde.*

Voir aussi les compte-rendu de l'Académie de Médecine et de la Société médicale des hôpitaux (septembre et octobre 1882) relatifs à l'épidémie de fièvre typhoïde, ceux relatifs à l'épidémie de choléra (1884) et dans les journaux spéciaux les discussions du Congrès international d'hygiène, tenu en 1884 à La Haye.

1. Congrès de Blois de l'association pour l'avancement des sciences (1884) : *les origines du choléra à Marseille.*

2. Bouchut : *Pathologie générale.*

justement parce qu'ils possèdent une grande force morale
que les médecins, pour lesquels il est vrai on peut aussi
invoquer l'accoutumance, échappent plus facilement aux
atteintes du mal infectieux. Dans les hôpitaux, j'ai eu
plusieurs fois l'occasion d'observer des étudiants, qui
avaient traversé indemnes plusieurs épidémies de fièvre
thyphoïde, être affectés de cette maladie, alors que des
causes morales avaient amené une dépression physique.

Mais ce n'est pas seulement *dans les villes* que l'hygiène
doit être prescrite ; *les villages* doivent être l'objet d'une
surveillance non moins rigoureuse. *Quetelet*, il est vrai,
nous apprend que la mortalité est moins grande dans les
campagnes, mais *Charpentier* (de Valenciennes) a observé
que les épidémies qui s'étendent des villes aux villages font
proportionnellement plus de victimes dans ces dernières
localités. Ainsi l'épidémie de choléra, qui a sévi à Marseille et à Toulon, s'est propagée non pas seulement dans
les villes voisines, mais encore dans les villages et jusque
dans les hameaux que leur situation topographique semblait devoir défendre contre toute invasion de ce genre.
M. de Cherville (1), si compétent dans toutes les questions
ressortissant à la vie agricole, insiste souvent, avec juste
raison, sur l'état sanitaire déplorable de nos campagnes.
Récemment encore il montrait que, tandis que dans les
chefs-lieux successivement touchés la mortalité était relativement peu élevée, elle prenait des proportions presque
effrayantes dans des agglomérations de cinq à six cents
habitants. « Nul plaidoyer, écrivait cet auteur, ne saurait

1. Voir les chroniques du *Temps* : la Vie à la campagne. *Passim.*

aussi éloquemment démontrer la nécessité d'imposer rigoureusement les prescriptions de salubrité aux populations
rurales. »

En effet, les habitations rurales sont pour la plupart
mal distribuées et mal éclairées ; dans certaines localités,
elles ne sont que des refuges sales et malsains, où hommes
et bêtes s'entassent, comme cela se voit dans tant de
hameaux irlandais, et sans aller si loin, dans ces taudis de
nos grandes villes, où s'entasse une population misérable
et malpropre (1). « En France même, disait M. de Cherville, où rien n'est négligé pour assurer la santé du cita-
din, on paraît témoigner la plus grande indifférence pour
l'hygiène de l'homme de la campagne. Il existe bien une
règlementation sévère s'appliquant aux maladies contagieuses, mais exclusivement à celles qui concernent les
espèces bovines, ovines, etc. ; quant aux maux qui me-
nacent les habitants des campagnes, on ne semble pas s'en
être jamais préoccupé. Pas mal de chaumières sont des
bouges sordides, dont un quadrupède qui se respecte ferait
des façons pour se contenter ; beaucoup, bâties en contre-
bas ou sans cave, au niveau du sol, sont humides et par-
tant malsaines ; enfin, il n'en est presque pas où les fumiers et les déjections humaines, s'étalant sous les fenêtres
et devant les portes, ne soumettent les habitants à l'absorption permanente de miasmes putrides et ne fournissent
comme appoint aux citernes, aux mares, les résidus infects
du lessivage de ces fumiers. Et ce n'est pas tout : une épidémie vient-elle à s'abattre sur la pauvre demeure, ma-

1. Le *Temps* : 5 décembre 1882.

lades et bien portants, vivant dans une complète promiscuité dans l'habitation, composée d'une, de deux pièces au plus, presque toujours la famille entière en subira les atteintes. » Dans le *Temps* du 26 août 1884, M. de Cherville revient à la charge et montre de nouveau avec force les conditions si mauvaises de la vie du paysan.

Aussi faut-il le plus tôt possible pratiquer dans les maisons des ouvertures en quantité suffisante pour permettre le facile renouvellement de l'air et la pénétration d'une abondante lumière. Le dicton populaire « où le soleil pénètre le médecin n'a pas accès », est de toute véracité, et le gouvernement, en France, pourrait faciliter l'hygiène par l'abaissement de l'impôt sur les fenêtres et les portes ; l'administration locale doit encourager la construction de citernes à purin-étanches ; conseiller la surélévation des rez-de-chaussée, ordinairement inondés à l'époque des pluies, de telle sorte que les maisons sont transformées en véritables bourbiers, comme je l'ai constaté en maints endroits de la Bretagne ; s'efforcer d'établir des infirmeries communales, dans lesquelles les habitants atteints de maladie contagieuse pourront être isolés. Mais il importe surtout d'enlever fréquemment les fumiers, d'empêcher ces accumulements des immondices de toute espèce, de favoriser l'absorption d'une eau pure et non putréfiée par tous les détritus du ménage, en un mot de ne pas chercher à faire des économies, car les procédés les plus conformes aux intérêts de l'agriculture sont les moins défavorables à la santé (1).

1. Littré et Robin : *Dictionnaire des sciences médicales.* — Article *hygiène.*

La lumière, l'air, la salubrité publique, la propreté individuelle, une alimentation saine et réparatrice, l'assainissement des propriétés particulières, voilà d'excellents moyens de donner le moins de prise possible à l'attaque du mal infectieux.

A ces préceptes généraux, il est bon de joindre certains moyens préservatifs, dont malheureusement la souveraineté est encore niée par maintes personnes peu éclairées et même par des médecins. Je veux parler de *l'inoculation* des fièvres exanthématiques infectieuses.

L'inoculation de la variole, malgré les assertions contraires, est efficace ; il est regrettable que nous ne jouissions pas d'une méthode pratique pour inoculer les autres fièvres éruptives, puisqu'il est prouvé qu'une fois l'économie envahie par le poison, elle est réfractaire par la suite, sauf quelques rares exceptions, à la reproduction du virus.

Jenner, qui le premier a pratiqué la vaccine, doit être considéré comme un des plus grands médecins ; n'est-ce pas à cette admirable découverte que l'humanité est redevable d'être mise, pour ainsi dire, à l'abri d'une redoutable maladie ? Et c'est pour ne pas se faire vacciner à temps que beaucoup de victimes succombent encore.

Vaccinez et *revaccinez* au moins tous les sept ans ; si, une première fois, le vaccin n'a pas pris, recommencez une deuxième, une troisième fois, etc ; car vous n'êtes pas sûr que l'immunité d'aujourd'hui existera demain.

M. *Zuber* a communiqué (1) quelques chiffres montrant à quel point est nécessaire cette mesure prophylactique :

1. *Société médicale des hôpitaux* — 1882.

et à administrer la belladone aux sujets exposés à la contagion ; on la prescrira sous forme de solution :

Extrait de belladone. . . . . 0 gr. 10
Eau de cannelle. . . . . 32 gr.

Deux à quatre gouttes par jour aux enfants pendant la durée de l'épidémie, ou sous forme de teinture éthérée, à la dose de cinq à dix gouttes par jour en ayant soin, pour éviter les accidents toxiques, de cesser l'emploi du remède momentanément, tous les quatre à six jours.

La *fièvre typhoïde* a été transmise artificiellement par l'introduction dans l'œsophage de lapins des produits intestinaux provenant de typhiques. Je ne connais pas d'autres tentatives d'inoculation ou de transmission artificielle de la maladie. Mais si la question de l'inoculation du typhus abdominal a besoin d'être approfondie, il n'en est pas moins vrai que des faits bien évidents ont prouvé l'absorption par les voies digestives du poison typhique, contenu surtout dans l'eau potable et dans le lait. Il est donc urgent de veiller à la parfaite salubrité de ces liquides, aussi bien que des autres produits alimentaires. Dans la dothiénentérie, plus que dans les autres fièvres éruptives, l'observation des mesures prophylactiques et des règles hygiéniques est pressante. On ne saurait prendre trop de précautions générales et individuelles pour échapper aux épidémies. En dehors de l'application rigoureuse de l'hygiène, il est essentiel de ne laisser approcher les typhiques que par des personnes saines. Si en effet l'économie est débilitée par quelque cause physique ou affectée par quelque cause morale, l'affection aura plus de tendance à profiter de ces mauvaises conditions. Ces préceptes doivent être observés par ceux qui pratiquent l'art de guérir, et sans imiter ce médecin américain qui, comme je le lisais il y a deux ou trois ans dans un de nos journaux de médecine, respire le moins possible auprès de ses malades, ou cet autre qui ne les examine qu'à distance et placé dans un endroit où circule un air pur et vivifiant, le praticien aurait tort de négliger des mesures prophylactiques raisonnables, destinées à le mettre le plus possible à l'abri de la contagion et à ne pas faire de lui, pour les personnes qu'il visite, un véhicule du miasme infectieux.

Avant de terminer ces quelques remarques sur la prophylaxie, il est juste d'attirer l'attention sur les belles expériences de M. *Pasteur* et de ses élèves ; grâce à la méthode des *virus atténués*, avant peu de temps, nous posséderons, il faut l'espérer, un moyen pratique d'inoculer sûrement les fièvres zymotiques sous une forme légère et préservatrice. « Nous ne sommes en effet qu'au début des recherches dans cette voie féconde, déjà si favorable au genre humain, et qui a cependant conduit à de magnifiques résultats. Il est impossible de croire que l'avenir ne nous en réserve pas d'autres, si les observateurs veulent imiter la conduite de Jenner, de Willems, de Toussaint, de Pasteur, etc (1). »

2° *Méthode abortive.*

Elle a pour but de faire avorter la fièvre dès son début,

1. Bouchut : *Pathologie générale .*

il résulte des statistiques que, de 1873 à 1878, il y a eu dans l'armée française 2000 cas de variole, sur lesquels on compte 200 décès ! Or, dans le même espace de temps, il n'y a eu dans l'armée allemande que 85 cas de variole et pas un seul décès ! Ce résultat est dû uniquement au soin extrême avec lequel on pratique les vaccinations et les revaccinations.

En outre, si nous nous en rapportons aux observations du docteur *Landrieux* (1), le pronostic de la variole étant d'autant plus favorable que les cicatrices vaccinales légitimes sont plus nombreuses, phénomène noté également par *Marson* et *Hart*, de Londres, il y a nécessité à multiplier les piqûres de vaccine et à en faire au moins six, plutôt plus que moins.

Bien des mères hésitent à faire vacciner leurs petits enfants. Ils sont trop jeunes ! Mais seront-ils trop jeunes pour le fléau qui les frappera impitoyablement ? Vaccinez-les le plus tôt possible. En 1875, alors que j'étais externe dans le service du docteur Matice (2), nous vaccinions les enfants dès le lendemain de leur naissance ; jamais nous n'avons relaté d'accidents.

La *rougeole* a été *inoculée* ; Guersant et Blache rapportent qu'en Allemagne, sur 1122 personnes inoculées dans le cours d'une épidémie, 1043 environ contractèrent la maladie vers le septième jour, et que toutes furent guéries au plus tard le dix-septième. Le poison est contenu dans les larmes, le sang, les sécrétions de la muqueuse aérienne

1. *Société médicale des hôpitaux*, 1882.
2. Hôpital Beaujon.

et cette rougeole inoculée présente ce phénomène que l'incubation est plus courte que dans la rougeole contractée. Evidemment on n'a pas découvert une méthode aussi simple que celle de la vaccine. Il est utile de renouveler les expériences, plutôt que d'avoir recours à des remèdes prophylactiques, tels que les fleurs de soufre, le mélange par parties égales de vin antimonié d'Huxham et d'oxymel scillitique, les fumigations chlorurées, la belladone, le camphre, qui, écrit Grisolle (1), ne méritent aucune confiance.

On n'a pas encore réussi à inoculer la *scarlatine* ; mais, dit l'auteur que je viens de citer, des faits nombreux semblent déposer en faveur de la vertu préservatrice de la *belladone* : sur 2027 individus, soumis à l'action prophylactique de ce médicament, 1948 échappèrent à l'influence épidémique (2) ; *Dutersberg* paraît en avoir éprouvé l'efficacité dans trois épidémies successives ; *Guersant, Delens, Godelle, Stévenard* (de Valenciennes) témoignent aussi en faveur de cette substance. J'ai eu l'occasion en 1879-1880 de tenter quelques expériences avec la belladone dans des familles, où des enfants avaient été affectés de la scarlatine, et ceux qui prirent de ce médicament furent préservés. Mais les sujets influencés et préservés par la belladone au moment d'une épidémie de scarlatine doivent l'être de nouveau dans une seconde épidémie, car il n'est pas sûr que l'immunité leur soit restée (3).

Ces faits nous engagent à tenter de nouvelles recherches

1. *Manuel de pathologie interne.*
2. Bayle : *Biblioth. de Thérap.* ; tome II.
3. Bouchut : *Pathologie générale.*

mais jusqu'à ce jour aucune des médications destinées à juguler la maladie n'a été suivie de succès. Les saignées coup sur coup, conseillées contre la fièvre typhoïde, sont dangereuses, les vomitifs répétés sont pour le moins inutiles, sinon nuisibles, et le calomel à fortes doses n'a pas réussi plus à enrayer les accidents (1), ainsi que Grisolle l'avait déjà noté en appliquant la méthode de Serres, qui proposait l'emploi des mercuriaux intus et extra afin de résoudre l'altération des plaques ou d'en arrêter le développement.

Le typhus, pas plus que la rougeole ou la scarlatine, ne peut être coupé (2). Le poison, animal ou végétal, qui a pénétré dans l'économie, se développe quand même, se multiplie, suit une marche bien déterminée, et la guérison ne survient que lorsque l'évolution du germe infectieux est achevée, à moins que la gravité des accidents n'ait emporté plus tôt le malade.

Cependant Graves prétendait qu'un vomitif donné à temps, c'est-à-dire dès le premier jour de l'invasion du typhus, pouvait en enrayer la marche. Je pense en effet, je l'ai écrit plus haut, que s'il était possible de saisir le moment même de l'invasion de l'économie par le poison générateur des fièvres zymotiques, un vomitif, suivi d'un régime tonique et de l'administration de l'alcool, serait capable d'arrêter le développement et la multiplication des organismes inférieurs, mais ce moment psychologique, de bien courte durée d'ailleurs, peu appréciable, est le plus souvent, pour ne pas dire toujours, insaisissable ; aussi

1. Jaccoud : *Traité de pathologie interne*.
2. Jaccoud : *Ibidem*.

toute médication abortive doit être laissée de côté. Elle serait plus efficace contre la rage ; alors on peut saisir l'instant précis de l'introduction du virus rabique.

Mais si l'on ne peut pas juguler les fièvres infectieuses, peut-on du moins réussir à en atténuer les accidents à venir ?

Je ne possède pas d'observations relatives à la rougeole, à la scarlatine et au typhus abdominal, mais je crois que les accidents sérieux de la variole peuvent, dans certains cas, être prévenus par la vaccine, qui substitue une variole bénigne à une variole grave. C'est ce que M. le professeur Jaccoud constate en ces termes (1) : « Si le sujet vacciné est déjà en puissance de l'infection variolique, la vaccine ne le préserve pas, mais si, *par une rencontre fortuite*, l'empoisonnement variolique et la vaccination ont lieu le même jour, l'individu peut bénéficier de sa vaccine et lui devoir une variole légère, par la raison que la préservation vaccinale est effectuée dès le sixième jour, peut-être même dès le troisième (Bousquet), tandis que l'incubation variolique est de dix à douze jours. »

La vaccine a dû jouer le rôle, indiqué par M. Jaccoud, chez deux jeunes gens que j'avais revaccinés, en 1875, et qui furent, du troisième au quatième jour après l'inoculation, affectés d'une varioloïde, tandis que leur sœur, s'étant refusée à subir la vaccination, fut gravement atteinte presque au même moment, c'est-à-dire quatre jours après ses frères. Telle fut l'opinion de M. Martineau, à qui je racontai le fait et qui venait d'observer un cas analogue, et

1. Jaccoud. *Path. int.*

Bouchut fait remarquer (1) que si l'on veut modifier une variole qui commence, on y réussira en faisant un grand nombre de piqûres, dans chacune desquelles on laissera un peu du virus variolique ; les exemples de variole modifiée par la vaccine sont nombreux, dit cet auteur, tandis que Tardieu écrivait (2) : la variole peut être heureusement modifiée, lorsque, pendant la fièvre primaire, ou même au début de l'éruption, la vaccination est pratiquée. Dans ce cas, les deux éruptions se modifient réciproquement, en se développant simultanément (Willan, Odier, Rayer, Legendre, Clérault). La modification de la variole, ajoutait Tardieu, peut même s'observer sans que la vaccine ait paru, celle-ci se montrant seulement après que la variole a parcouru toutes ses périodes.

La vaccination sera donc toujours indiquée en cas d'épidémie, et elle devra être pratiquée chez les sujets présentant les symptômes précurseurs de la variole, tels que malaises, vomissements, rachialgie, céphalalgie, etc.

3° *Médication anticausale directe ou antiputride*

Ce que nous avons dit plus haut de l'action nulle des antiputrides ou antiseptiques pour amener la destruction des organismes qui infectent l'économie me dispense de revenir sur cette question. La plupart des substances

1. *Pathol. génér.*
2. *Manuel de pathologie interne* (édition revue par M. Martineau).

antiputrides nuisent au malade avant d'agir sur la maladie.

Toutefois, il faut conserver les *antiseptiques toniques*, tels que l'*alcool* sous ses diverses formes, le *quinquina*, les *acides végétaux*, le jus de citron par exemple ; ces substances, si elles n'ont pas une action bien efficace contre la multiplication des organismes, ont du moins l'avantage de prévenir ou d'enrayer les déviations morbides, et dans tous les cas de permettre aux sujets atteints de lutter contre l'élément infectieux. A ce titre, on peut les indiquer comme médicaments antiseptiques ; nous étudierons plus loin les indications de ces remèdes.

4° *Régime*

C'est avec intention que je m'occupe du régime à imposer aux malades, avant d'indiquer le traitement proprement dit. Dans des affections, où en définitive la médication anticausale est sans efficacité, où la médecine réduite à un rôle d'expectation, s'efforce seulement d'empêcher l'explosion des accidents graves et de réprimer l'intensité de certains symptômes, le régime est de toute importance.

Les fièvres éruptives infectieuses produisent une effervescence, une inflammation considérable, dont le terme final est la déperdition des forces du malade. A cette fièvre spoliatrice, il faut donner des aliments pour éviter l'adynamie, car plus la faiblesse est grande, plus la guérison est aléatoire. C'est pourquoi Hippocrate et Galien ne négligeaient pas de prescrire à leurs malades un régime nutritif léger ; il n'est pas nécessaire de rappeler les noms de tous ceux qui imitent cette sage conduite ; il suffit de se reporter aux excellents conseils de Graves, de Trousseau, de Jaccoud, qui recommandent de veiller attentivement à l'entretien des forces.

Mais le malade marque un dégoût prononcé pour toute alimentation un peu grossière, et l'état des organes digestifs ne permet pas l'emploi d'une nourriture solide. Il faut donc avoir recours à une alimentation légère, liquide, facilement digestive, surtout tonique.

Or le *bouillon* et le *lait*, cet aliment précieux d'une assimilation si aisée, d'une influence diurétique si évidente, remplissent déjà en partie l'indication ; on administrera en outre aux malades, chaque jour, un peu de *vin de quinquina*, du *vin de Bordeaux* pur ou mélangé avec de l'eau, et surtout avec les boissons acidulées, telles que la *limonade citrique*, le *sirop de limon*, en se conformant, pour les quantités, à l'âge et aux habitudes du sujet.

Ce régime, qui constitue presque le traitement, sera institué dès le début de l'affection et continué pendant toute son évolution ; ce n'est que graduellement qu'il sera rendu plus substantiel, lors de la convalescence ou quand les symptômes de la maladie se manifesteront avec bénignité.

Aucun danger n'est à craindre de ce régime. Pendant plusieurs années, dans les épidémies de rougeole, de scarlatine, de typhus abdominal, de variole, je l'ai vu employer, surtout chez des jeunes gens. Sauf deux cas, aucun accident ne fut noté ; la maladie évolua sans complication et la période de convalescence fut toujours fort courte.

5° *Traitement.*

Dans l'indication du traitement proprement dit, nous considérons trois cas : la maladie est bénigne, ou grave, ou est compliquée de troubles intenses.

A. — Pour le *traitement des fièvres exanthématiques infectieuses légères*, il faut suivre la pratique de tous les cliniciens. Si ces affections sont bénignes, c'est-à-dire évoluent régulièrement sans présenter la moindre complication, on doit les abandonner à elles-mêmes, la nature devant amener d'elle-même un heureux résultat. On prescrira des tisanes fraîches, acidulées pour calmer la soif, ou tièdes, légèrement diaphorétiques pour favoriser la sortie de l'exanthème. On s'appliquera à soutenir les forces du malade par un régime ténu, mais tonique, et à ne pas troubler l'apparition des symptômes par une médication perturbatrice, intempestive. On aura soin de maintenir autour du sujet une excessive propreté, un air pur, souvent renouvelé, et une température modérée. Dans les cas légers, surtout dans la variole, il ne sera pas nécessaire de forcer le fébricitant à garder le lit : le malade se lèvera tous les jours, pendant une couple d'heures, ainsi que le recommandait Sydenham et comme le veut Jaccoud. Cette méthode a un double avantage : elle empêche les hémorrhagies passives et permet de nettoyer la chambre et le lit des fébricitants, sans que ceux-ci soient incommodés par l'exécution de ces divers soins. Le malade doit avoir le ventre libre : pas de diarrhée, pas de constipation. Contre la diarrhée de petits lavements astringents ou les absorbants suffiront ; contre la constipation, les lavements laxatifs. Dans tous les cas, le malade se trouvera bien des lavements émollients.

Je suis favorable à la pratique d'administrer, dès le début de la maladie, un léger purgatif, surtout s'il y a constipation, état saburral des voies digestives, et alors que celles-ci supportent encore facilement l'action irritante du sel. Un verre d'eau de sedlitz pour les enfants, deux pour les adultes, ou trente grammes de sulfate de magnésie dissous dans trois verres d'eau, qu'on fait absorber en trois fois, à une demi-heure d'intervalle, remplissent bien l'indication.

Chez les très jeunes enfants, je crois préférable d'ordonner un vomitif léger : le sirop d'ipéca, à la dose de trente grammes par cuillerées à café de cinq en cinq minutes jusqu'à vomissement, en faisant boire un peu d'eau tiède à partir de la seconde cuillerée, pour faciliter l'action du médicament.

B. — Sans présenter de complications graves, les symptômes peuvent se manifester avec une intensité trop grande ; alors le médecin est appelé à intervenir, mais il doit toujours agir avec prudence.

1° Ainsi dans la *variole*, je ne pense pas qu'il soit nécessaire d'agir contre l'inflammation du début. C'est un fait constant que la température, dans le stade d'invasion, est très élevée ; elle atteint jusqu'à 41° et cause l'intensité de certains symptômes qui en dépendent. On commencera le traitement et on prescrira le régime, aussi qu'il a été indiqué plus haut, car, il ne faut pas l'oublier, la gravité de

ces symptômes disparaîtra aussitôt avec l'apparition de l'exanthème. Mais si la période d'invasion dépassait le terme
normal, en moyenne de trois jours, si la fièvre était d'une
grande acuité, l'agitation considérable, alors il serait urgent d'amener l'issue rapide des macules varioliques et,
tout en insistant sur le régime tonique, on administrera,
selon le conseil de M. le professeur Jaccoud, un vomitif,
l'ipécacuanha ; c'est un excellent moyen de provoquer l'é-
ruption.

C'est dans de pareils cas que sont indiquées les affusions
d'eau presque froide, additionnée de vinaigre aromatique
ou même de vinaigre ordinaire ; c'est dans des cas analogues, où l'exanthème tardait à apparaître et où les symptômes fièvre et dyspnée étaient intenses, que j'ai vu réussir
la méthode d'enveloppement : le malade est emmaillotté
dans un drap bien humide et recouvert de deux à trois
couvertures ; quinze à vingt minutes après, se produit une
vive réaction, marquée par une abondante transpiration, et
le malade, découvert, rapidement essuyé et remis dans un
lit, l'exanthème ne tarde pas à se montrer.

L'éruption produite, il n'est pas nécessaire d'agir pour
l'augmenter, si aucune manifestation interne n'exige une
réaction, une révulsion externe spéciale.

Le malade sera soumis aux toniques, vin, alcool, quinquina ; j'ai vu fréquemment ordonner la formule suivante,
qui permet l'emploi simultané de ces substances :

Vin de Bagnols	30 grammes.
Rhum	40 gr.
Teinture de quinquina.	4 à 6 gr.
Sirop de sucre.	30 à 50 gr.

Par cuillerées à café ou à bouche, toutes les deux heures, plus ou moins fréquemment, selon l'âge des sujets, l'état des forces, la gravité des symptômes, etc.

Pendant la période de suppuration, on insistera sur les toniques, et le sulfate de quinine, s'il n'y a pas de troubles nerveux, sera un utile adjuvant à l'alcool pour combattre la fièvre de suppuration, quand la température dépasse 39°. Mais l'emploi de cet alcaloïde ne sera pas prolongé plus de trois jours, le malade n'absorbant pas, dans cet espace de temps, plus de 1 gr. 50 à 2 gr. de l'alcaloïde prescrit dans une potion alcoolique.

Le régime tonique ne sera pas abandonné pendant la phase de dessication ; mais alors il sera fort utile de redoubler de soins de propreté, de changer le linge fréquemment pour diminuer les dangers de contagion par les débris épidermiques et les causes d'infection pour le malade, en contact avec des objets contaminés par le pus. Alors l'usage des bains tièdes, un tous les trois jours, est d'une absolue nécessité.

Enfin, si la température tend à se maintenir à un chiffre élevé, au-dessus de 39°, les affusions d'eau vinaigrée seront le meilleur médicament à joindre aux potions alcooliques.

2° Dans la *rougeole*, on facilitera l'éruption par les affusions d'eau vinaigrée et des tisanes légèrement diaphorétiques ; les juleps et les loochs seront prescrits, surtout aux enfants, si la toux est fatigante. A la période de desquamation, les bains seront ordonnés.

3° Dans la *scarlatine,* on n'agira pas autrement ; dans cette affection les affusions d'eau vinaigrée presque froide réclament une application impérieuse et l'influence efficace du lait est incontestable.

4° Dans la *fièvre typhoïde*, il faut, dès le début, instituer le régime tonique et insister sur les potions alcooliques d'autant plus fortes que les accidents seront plus sérieux. Les lotions d'eau froide vinaigrée, au moins trois fois par jour (le matin, l'après-midi, le soir) sur tout le corps, tout en favorisant l'éruption des taches rosées lenticulaires, auront pour but de calmer la fièvre et les accidents qui en dérivent. On peut avantageusement joindre aux affusions l'administration de lavements d'eau froide, qui agissent autant pour abaisser la température que pour déterger l'intestin et favoriser la diurèse.

Dans les familles il n'est pas toujours facile d'instituer le traitement par les affusions froides. Les lavements froids sont donc un utile adjuvant. J'ai vu employer dans une même épidémie de fièvre typhoïde, chez des jeunes gens, les affusions d'eau froide chez les uns, les lavements chez les autres ; les résultats, au point de vue de la diminution de la fièvre, n'ont pas présenté de notable différence. Mais les affusions ont cet avantage de constituer un puissant révulsif ; on fera donc bien, ainsi que je l'ai observé chez une quinzaine de malades, d'alterner, dans la journée, les affusions avec les lavements : par exemple lavement le matin, affusion l'après-midi vers quatre heures et le soir vers huit heures, lavement quelques heures plus tard. Cette pratique occasionne moins d'embarras et procure aux malades un grand soulagement.

On appliquera en outre sur le ventre de larges et minces cataplasmes émollients et frais ou des compresses imbibées

Jasiéwicz   8 d'eau de guimauve, qui favorisent la sortie de l'exanthème, calment les douleurs, maintiennent la souplesse du ventre.

De légères fomentations sur l'abdomen avec l'huile de camomille camphrée sont d'un excellent usage pour faciliter le passage des gaz, empêcher le météorisme.

On ne cessera les affusions froides qu'après la disparition de la fièvre, et pendant la période de réparation on conseillera les bains, un tous les deux ou trois jours, en prenant les précautions nécessaires pour éviter le refroidissement.

Ainsi donc : régime tonique, potions alcooliques, affusions froides et lavements, voilà la base du traitement.

On complétera cette médication par des lavements laxatifs, s'il y a constipation ; aux lavements froids on pourra joindre les émollients pour calmer l'irritation de la muqueuse intestinale.

Dans la période prodromique, on peut nettoyer l'intestin par une ou deux purgations salines ; je crois utile de s'en abstenir pendant la période d'inflammation et d'ulcération des plaques de Peyer.

C. — Je viens d'indiquer rapidement la ligne de conduite à suivre dans le traitement des fièvres exanthématiques infectieuses à forme bénigne et à forme grave ; mais je n'ai rien dit des *complications* malheureusement si fréquentes.

Un premier fait à retenir dans le traitement des complications, c'est qu'il faut s'abstenir de révulsifs, tels que les vésicatoires, qui sont la cause de la production de plaques diphthéritiques, et des préparations opiacées, qui favorisent l'excitation cérébrale. Le sulfate de quinine ne doit être prescrit qu'à doses modérées et dans le cas où l'alcool et les lotions froides seraient insuffisants pour amener un abaissement de température, dans le typhus abdominal par exemple, alors que la fièvre se maintient trop longtemps à un degré trop élevé. Les antiphlogistiques violents, (les saignées), sauf dans des circonstances fort rares, doivent être bannis, et on n'aura recours, si l'on tente quelque expérience, aux sels de l'acide phénique et de l'acide salicylique qu'avec une extrême prudence. Le précepte est de ne pas nuire, si l'on veut être utile, c'est à dire de n'user qu'avec la plus grande modération des remèdes violents, dont l'action est difficilement pondérable.

Ces réserves faites, abordons l'étude des complications.

Les accidents, contre lesquels le médecin est appelé à exercer son action, sont les troubles nerveux, les troubles respiratoires, les troubles de la circulation, les troubles des organes de la digestion, etc.

Contre les troubles cérébro-spinaux, l'alcool et l'eau froide constituent des remèdes souverains ; il est bien rare qu'ils ne produisent pas le calme désiré. Mais enfin ils peuvent échouer. Dans ce cas, le bromure de potassium, l'hydrate de chloral (Jaccoud) seront utilement prescrits, mais à doses modérées. Le professeur Jaccoud recommande surtout la poudre de Dower, à la dose de 0 gr. 50 à 0 gr. 80 dans un julep contenant 4 à 8 gr. d'acétate d'ammoniaque, qui agit comme révulsif et diaphorétique.

Cette dernière potion rend de véritables services dans la variole, compliquée d'accidents nerveux, tout en facilitant l'éruption. Il est rationnel d'en étendre l'emploi aux cas analogues de la rougeole et de la scarlatine.

a pas fini, sinon avec la maladie, du moins avec le malade. Tous les cliniciens, depuis les temps les plus reculés, ont insisté sur le traitement de la convalescence.

Rathery (1) nous fournit à ce sujet d'excellents renseignements. Cet auteur, après avoir montré que les accidents de la convalescence sont dus à *l'asthénie*, qui a pour résultat *l'adynamie*, déclare avec raison que le traitement de la convalescence doit être *prophylactique* et *curatif*.

Le médecin doit s'inquiéter du traitement prophylactique, dès le début du mal, car la durée de la convalescence est en rapport avec la longueur de la maladie, avec sa gravité, avec l'abstinence qu'elle a imposée au malade, et avec l'énergie spoliatrice de la médication prescrite ; il doit par conséquent éviter les traitements débilitants ou antiphlogistiques à l'excès ; il n'oubliera pas que, plus le malade aura été affaibli, plus la convalescence sera longue et périlleuse. C'est donc là une nouvelle indication de l'emploi des toniques dans la médication des fièvres infectieuses et de l'usage des remèdes simples et efficaces.

Le traitement curatif exige une observance rigoureuse des préceptes de l'hygiène, demande de combattre les troubles de la nutrition et de l'anémie.

Nous ne reviendrons pas sur l'indication des soins hygiéniques, mais il est bon de dire ce qui doit constituer le régime des convalescents, car le régime ici fait tout le traitement.

Le malade est débilité par la longue agression dont il a

1. *Des accidents de la Convalescence*, Thèse d'agrégation. Paris ; 1875.

Contre les angines, on ordonnera les gargarismes, les lotions émollientes de la gorge ; on touchera les parties malades avec du miel rosat et plutôt avec du jus de citron. Si l'angine revêt l'aspect diphthéritique, Trousseau recommandait les cautérisations avec l'acide chlorhydrique et les insufflations d'alun ou de tannin. En général, même dans les angines malignes, j'ai reconnu l'efficacité de l'acide citrique. Le vomitif trouverait également son indication dans la présence des fausses membranes, la difficulté de respirer, etc.

Contre les troubles des voies digestives, on aura recours à divers moyens, selon la nature des accidents. D'abord on aura soin de nettoyer les fuliginosités de la muqueuse gingivale et la bouche avec des tranches de citron ou d'orange. Les tisanes acidulées, dont le malade pourra garder quelques gouttes dans la bouche, maintiendront une certaine fraîcheur des parties.

S'il y a des douleurs de ventre, de légères fomentations avec l'huile de camomille camphrée, les cataplasmes larges et minces calmeront la souffrance, due souvent à la présence de gaz. Il en sera de même des lavements émollients.

S'il se produit une diarrhée abondante, on emploiera les lavements astringents, et, s'il y a lieu, les lavements laudanisés, mais avec réserve, car l'opium absorbé par le rectum, chez les enfants particulièrement, est suivi d'accidents plus graves et plus rapides que par l'absorption stomacale.

Nous avons déjà indiqué qu'il fallait également éviter une constipation opiniâtre par l'administration de lavements laxatifs ou de très légères purgations.

Dans les formes hémorrhagiques, on évitera tout remède débilitant ; on aura recours à l'alcool, au vin, au quinquina.

S'il y a hémorrhagie intestinale, fait qui se présente plus fréquemment dans le typhus abdominal, la glace intus et extra, les toniques, les préparations de ratanhia et d'acide sulfurique, le perchlorure de fer sont indiqués ; l'ergot de seigle mérite d'être prescrit dans de pareils cas, et on peut utiliser les injections hypodermiques d'éther après les hémorrhagies abondantes, pour empêcher le collapsus, relever les forces du malade, etc.

Dans la perforation de l'intestin, il y a urgence à ordonner l'opium à haute dose, selon la pratique de Graves, de Stokes et de Jaccoud. Ici en effet la gravité des accidents prime toute autre considération, et il n'y a pas d'inconvénient à ordonner, dès le début, 0 gr. 10 d'opium, puis 0 gr. 15 d'heure en heure, jusqu'à production du narcotisme (Jaccoud).

Les complications cardiaques réclament impérieusement l'emploi des toniques, des potions alcooliques, même à haute dose.

Contre l'hydropisie, l'anasarque, complications plus commune de la scarlatine, l'usage des diurétiques, les fomentations stimulantes sur tout le corps, le lait, agent si puissant et si efficace, sont indiqués sans contestation.

Ajoutons enfin les lotions émollientes sur les yeux et au niveau des orifices naturels, pour empêcher l'action de l'éruption sur les muqueuses, les cautérisations avec le crayon de nitrate d'argent des pustules conjonctivales de la petite vérole, au besoin l'application de l'emplâtre de

Vigo cum mercurio, afin d'empêcher les cicatrices difformes de la variole sur le visage, etc, — telles sont les diverses indications auxquelles le médecin obéit.

En un mot, régime tonique, remèdes simples et efficaces, l'alcool et les affusions froides, se borner à imiter la nature, la modérer si ses manifestations sont trop violentes, la stimuler si elle se montre paresseuse, prévenir les complications, éviter l'emploi des médications perturbatrices, telle est la méthode qui a rendu les plus grands services jusqu'à ce jour, qui est appelée à en rendre de plus grands encore, quand tous les médecins seront bien convaincus de son innocuité et sauront faire partager leurs convictions par les familles, qui trop fréquemment se montrent réfractaires à l'emploi des lotions d'eau froide.

L'alcool en effet et les affusions sont la base de tout le traitement des fièvres exanthématiques infectieuses : ces remèdes sont à la fois antiphlogistiques, antispasmodiques, révulsifs, toniques, etc ; rarement ils trompent l'attente des praticiens.

L'usage des autres médicaments ne trouve son indication que pour les cas particuliers. C'est à la sagacité du médecin d'en régler l'emploi avec la réserve que comportent ces affections, qu'on ne peut faire dévier de leur marche naturelle, fatale, qu'au détriment de l'individu.

6° *De la convalescence*

Quand la fièvre a terminé son évolution et que le sujet n'est plus soumis à la cause pathogénique, le médecin n'en

Si la fièvre seule est cause des troubles cérébraux de la variole, Jaccoud conseille la digitale en infusion légère, 0 gr. 30 à 0 gr. 50, mêlée à une potion vineuse.

Mais dans ces fièvres, aussi bien que dans la dothiénentérie, surtout dans celle-ci, c'est l'alcool, ce sont les affusions d'eau froide vinaigrée, la glace sur la tête, même les bains à 25° (quand le cas est pressant), qui dans la plupart des cas combattront efficacement le délire et les autres troubles nerveux.

Contre les accidents des voies respiratoires, on aura encore avantageusement recours à ces lotions et à l'alcool. Mais lorsque les altérations broncho-pulmonaires sont assez étendues pour devenir par elles-mêmes une source de danger, les ventouses sèches sont le meilleur moyen à employer (Jaccoud). Alors, suivant la pratique de Béhier, on appliquera une cinquantaine de ventouses sèches sur les membres inférieurs et à la base de la poitrine, et les applications doivent être répétées, matin et soir, aussi longtemps que subsistent les troubles de l'hématose (Jaccoud).

Chez les enfants, on se trouvera bien de prescrire les loochs, les juleps simples, mais jamais les vésicatoires, ni l'opium ; la poudre de Dower, le sirop de codéïne, principe sédatif et non stupéfiant, tout au plus. Chez eux, particulièrement, de même que chez les adultes, si les troubles respiratoires, la dyspnée, l'asphyxie était due à la présence d'un exanthème des voies aériennes, l'ipéca, en excitant la réaction extérieure, aurait son indication, surtout à la période de suppuration (variole), alors que les bronches peuvent être embarrassées par les produits de la suppuration ou par des mucosités abondantes.

été victime : il a donc besoin de toniques. Mais l'économie se relève à peine de la secousse, les voies digestives ont besoin de ménagement après une longue abstention des aliments solides ; il faut donc encore des aliments toniques et de faciles digestion.

Cette sage alimentation réparatrice sera composée d'abord de bouillons, de potages, d'œufs, de légumes herbacés, de lait, de bon vin, de quinquina, puis, peu à peu, elle deviendra plus substantielle et on y ajoutera les viandes blanches et encore en petite quantité. On aura soin tout d'abord de ne donner de la viande que le matin afin d'éviter un accès fébrile, le soir. Le malade prenant des forces, on aura enfin recours aux viandes rouges rôties, saignantes, dont la quantité sera graduellement augmentée. Dans les premiers jours en effet, il faut craindre un retour de la fièvre, la fièvre de chair, *febris carnis*, et quand le sujet aura traversé indemne la dernière période de la convalescence, qu'il commencera de sortir et de prendre un léger exercice, on ne s'occupera plus que de lui donner les forces, dont il a tant besoin et on ne l'autorisera à reprendre ses travaux que lorsque tout danger aura disparu.

Dans les formes bénignes des fièvres zymotiques huit à quinze jours de convalescence suffiront ; dans les formes graves, il faut compter au moins un mois et dans tous les cas il est utile, surtout s'il s'agit d'enfants, que ceux-ci ne retournent parmi les compagnons de leur âge que cinq à six semaines après la disparition de la maladie.

Il arrive toutefois que la convalescence dure bien plus longtemps, que les individus ne reprennent leurs forces que bien lentement ; c'est une raison de plus pour insister sur une alimentation fortement réparatrice.

Enfin un fait important dans l'étude de la convalescence, c'est la prédisposition que cet état passager constitue relativement à l'apparition de certaines maladies secondaires, telles que la *phthisie tuberculeuse*, assez fréquente dans la convalescence de la rougeole et de certaines fièvres typhoïdes à forme thoracique, *les paralysies diphthéritiques*, varioliques, typhoïdes, etc., *les chorées* scarlatineuses, morbilleuses, *les endocardites*, etc., maladies qui peuvent être un reliquat de la fièvre infectieuse, sans en avoir toujours le caractère spécifique, ou qui sont dues à l'*amyosthénie*, à *la fatigue intellectuelle* et à la *faiblesse des organes des sens*.

Le médecin aura donc à s'inquiéter de ces divers accidents, qui réclameront, outre le régime tonique, les frictions sèches ou aromatiques, l'hydrothérapie, les bains de mer et de rivière, la faradisation, etc., etc.

J'ai terminé ce que j'avais à dire du traitement rationnel des fièvres éruptives zymotiques.

J'ai rapporté d'abord ce que les médecins d'autrefois faisaient et ce que les praticiens d'aujourd'hui prescrivent.

J'ai essayé, par la comparaison des diverses médications adoptées et par l'observation d'un grand nombre de malades, de montrer les avantages et les inconvénients de ces traitements.

J'ai enfin indiqué les préceptes, auxquels il me semble raisonnable de nous rallier et que je conseille de suivre, car nous avons pour nous l'expérience des plus grands cliniciens de ce siècle.

Ai-je fait un travail utile à la thérapeutique des fièvres éruptives et typhoïdes? Aurai-je réussi, grâce aux documents rassemblés en ces pages, à faciliter la tâche du médecin et la guérison du malade?

Je l'espère; et si je n'apporte ici rien de nouveau, rien de personnel, j'aurais toujours réussi à compléter mes connaissances sur un des points les plus importants de la pathologie; or, c'est un des buts auquel doit se proposer d'atteindre le candidat par la publication de sa thèse, couronnement de plusieurs années d'études.

TABLE DES MATIÈRES

Imprimerie A. DERENNE, Mayenne. — Paris, boulevard Saint-Michel,